新时代公立医院中层干部管理理论与实践

主　编　姜　洁

副主编　李　耘　闫　明　高　琰　张欣平　白　雪

人民卫生出版社

·北京·

图书在版编目（CIP）数据

新时代公立医院中层干部管理理论与实践 / 姜洁主编 . —北京：人民卫生出版社，2024.4

ISBN 978-7-117-36168-2

Ⅰ. ①新… Ⅱ. ①姜… Ⅲ. ①医院 – 领导人员 – 干部管理 – 研究 – 中国 Ⅳ. ①R197.322

中国国家版本馆 CIP 数据核字（2024）第 070506 号

| 人卫智网 | www.ipmph.com | 医学教育、学术、考试、健康，购书智慧智能综合服务平台 |
| 人卫官网 | www.pmph.com | 人卫官方资讯发布平台 |

新时代公立医院中层干部管理理论与实践
Xinshidai Gongli Yiyuan Zhongcengganbu
Guanli Lilun yu Shijian

主　　编：姜　洁
出版发行：人民卫生出版社（中继线 010-59780011）
地　　址：北京市朝阳区潘家园南里 19 号
邮　　编：100021
E - mail：pmph @ pmph.com
购书热线：010-59787592　010-59787584　010-65264830
印　　刷：北京顶佳世纪印刷有限公司
经　　销：新华书店
开　　本：889 × 1194　1/32　印张：9.5
字　　数：254 千字
版　　次：2024 年 4 月第 1 版
印　　次：2024 年 5 月第 1 次印刷
标准书号：ISBN 978-7-117-36168-2
定　　价：108.00 元
打击盗版举报电话：010-59787491　E-mail：WQ @ pmph.com
质量问题联系电话：010-59787234　E-mail：zhiliang @ pmph.com
数字融合服务电话：4001118166　E-mail：zengzhi @ pmph.com

编 者

（以姓氏笔画为序）

王雪颖　四川大学华西口腔医院

王强强　山东大学齐鲁医院

白　雪　四川大学华西医院

吕　超　复旦大学附属中山医院

刘　于　华中科技大学同济医学院附属同济医院

刘旭锦　山东大学齐鲁医院

闫　明　华中科技大学同济医学院附属同济医院

孙　孟　山东大学齐鲁医院

李　耘　复旦大学附属中山医院

张欣平　山东大学齐鲁医院

张星霞　四川大学华西医院

陈茂勇　四川大学华西医院

邵佳祺　复旦大学附属中山医院

赵若姵　西安交通大学第一附属医院

郝　霖　西安交通大学第一附属医院

姜　洁　四川大学华西医院

袁　权　华中科技大学同济医学院附属同济医院

袁永庆　四川大学华西医院

高　虹　复旦大学附属中山医院

高　琰　西安交通大学第一附属医院

郭颖凌　复旦大学附属中山医院

崔晓霞　西安交通大学第一附属医院

谭　飞　华中科技大学同济医学院附属同济医院

薄海歌　华中科技大学同济医学院附属同济医院

魏凡茹　西安交通大学第一附属医院

主编简介

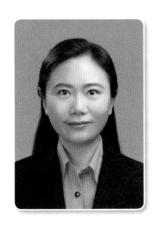

姜　洁

女,医院管理博士,副研究员,硕士生导师,美国密西根大学访问学者。历任四川大学华西医院党委办公室主任、党委组织部部长、机关党总支书记;现任四川大学华西医院党委委员、后勤党总支书记、党委统战部部长,兼任中国卫生健康思想政治工作促进会委属委管医院分会秘书长,四川省医学会医学哲学与人文专业委员会副主任委员,国家卫生健康委大型医院巡查专家。主要研究医院管理与卫生政策,四川省"天府青城计划"天府社科菁英项目入选者。

序

办好中国的事情,关键在党,关键在人。党的十八大以来,以习近平同志为核心的党中央从进行具有许多新的历史特点的伟大斗争出发,把干部队伍建设放在管党治党、治国理政的突出位置来抓,着力培养忠诚干净担当的高素质干部。2019 年 3 月、4 月,中共中央连续印发了新修订的《党政领导干部选拔任用工作条例》与《党政领导干部考核工作条例》,更加突出了新时期好干部的政治素质标准与专业素养标准;2023 年 6 月召开的全国组织工作会议上再次强调了要实现党的二十大确定的目标任务,应变局、育新机、开新局、谋复兴,就要把领导班子配优建强、把干部队伍管好用好。党中央、国务院有关干部管理的决策部署为公立医院全面加强干部队伍建设提供了基本遵循,对全面落实新时代党的卫生与健康工作方针、实施健康中国战略、实现公立医院高质量发展具有十分重要的指导意义。

新时代公立医院中层干部管理不同于一般的事务管理和学科专业管理,在重点把好政治关、能力关、廉洁关的基础上,还要结合临床 / 医技科室和职能部门的岗位特征,分序列推进干部精准管理,以切实可行、务实管用的政策措施,激励引导干部担当作为。具体来讲,其主要包括五个体系:一是以德为先、任人唯贤、人事相宜的选拔任用体系;二是源头培养、跟踪培养、全程培养的素质培养体系;三是平时考核、年度考核、专项考核、任期考核"四位一体"的知事识人体系;四是管思想、管工作、管作风、管纪律的从严管理体系;五是崇尚实干、带动担当、加油鼓劲的正向激励体系。

目前,公立医院中层干部管理尚属于医院内部管理领域。为系统梳理公立医院中层干部管理的理论、制度、程序、方法,提炼行业管理的有益经验,复旦大学附属中山医院、山东大学齐鲁医院、华中科技大学同济医学院附属同济医院、西安交通大学第一附属医院、四川大学华西医院深度参与医院中层干部管理的研究者与实践者,以问题为导向、拓展理论认识、契合现实需求,撰写本书,以期回应行业困惑。

本书主要特点如下:一是达思想之共识,坚持以习近平新时代中国特色社会主义思想为指导,坚持党管干部原则,以党政领导干部管理制度政策为依据,突出政治标准、体现政治要求;二是理研究之体系,系统查阅有关政策文献,综合多种研究方法,辩证分析公立医院中层干部概念内涵,客观描述研究趋势,确保研究工作的科学性与时效性;三是集众家之所长,全过程、全要素呈现公立医院干部选拔任用、教育培训、考核评价、监督管理、后备人才培育的理论概述与实践启示,具有鲜明的行业特色;四是探实践之道路,内容设计融汇图表演示、典型案例,兼顾理论层面的严谨性、实践层面的务实性。

2023年是深入学习贯彻党的二十大精神的开局之年,并以学习贯彻习近平新时代中国特色社会主义思想主题教育为开篇。在推进中国式现代化的新征程上,公立医院中层干部要更加深刻领悟"两个确立"的决定性意义,更加自觉增强"四个意识"、坚定"四个自信"、做到"两个维护",积极践行卫生健康事业高质量发展的责任与使命。希望通过《新时代公立医院中层干部管理理论与实践》一书的编写和出版,搭建起各级公立医院学习交流的平台,共同思考、共同解答公立医院中层干部管理如何从思想上信念坚定、为民服务,不断提高政治判断力、政治领悟力、政治执行力;在行动上锐意进取、担当有为,不断提高推动高质量发展本领、服务群众本领、防范化解风险本领的重大课题,真正做到学思用贯通、知信行统一。

姜晓萍

教育部重要人才计划入选者

2024 年 1 月

前　言

　　如果要问公立医院发展的核心要素是什么，答案有很多，或是发展战略，或是医院文化，或是创新技术，但在近二十年的从业经历之后，笔者认为一家医院事业发展的关键核心之一是中层干部的队伍建设，因为，"政治路线确定之后，干部就是决定因素"。

　　"流水的班子，铁打的中层。中层强，医院强；中层弱，医院弱。"这是医院发展实践中的共识。优秀的人才不会天然成为优秀的管理者；优秀的管理者能够识别员工的需要，使个人与组织、工作与情感达到高度和谐；优秀的领导模式恰恰是"无模式"，即根据具体的情境和条件，因事而异、因人而异、因时而异、因地而异，产生无形的最佳风格、最佳行为、最佳艺术、最佳绩效。那么如何营造信任、共情、互动、互助、开放的环境，把医院治理渗透到事业发展的各个方面、各个层级、各个角落，使每一位中层干部有意愿、机会和责任参与到医院事务治理？中层干部工作体系至关重要。

　　同行交流，既有希望能够学习他院干部管理制度体系的，也有希望能够交流实务操作的，还有希望共同研究行业困惑、共性难题的，但最终都是希望能够高标准地建设好干部队伍，推动公立医院高质量发展。由于公立医院历史沿革、管理体制、隶属关系、单位行政级别等不尽相同，尚缺乏行之有效的干部管理模式样板供党务工作者参考借鉴，行业中还未见关于公立医院中层干部管理的专著，故而大家都是在工作中摸索前行。

　　本书编者团队由来自国内顶尖医院的党务工作者组成,大家志同道合、热爱学习,善于挖掘、毫无保留,始终对公立医院党的建设工作葆有情怀和热爱。我们以问题为导向,以科研精神去求解,契合工作实际需要,聚焦公立医院中层干部队伍建设,分享自己的经验、实务与思考,向医疗卫生行业奉献第一本关于中层干部管理的专著。

　　在组织部的工作中,我和我的团队不断强化系统意识、规范意识、制度意识,健全干部选拔、培育、管理、考核、监督环环相扣、相互衔接的全链条机制,基本构建起科学化的"全周期"干部工作体系。尽管过程艰辛,五味杂陈,但我们愿毫无保留地与同行分享自己的所思所获。

　　《新时代公立医院中层干部管理理论与实践》由"2020年全国公立医院党建研究课题:大型综合公立医院干部急难险重专项考核机制研究"资助,以习近平新时代中国特色社会主义思想为指导,编者团队查阅、研究了大量文献和历史资料,采用文本分析法、可视化文献分析等多种研究方法,系统梳理了公立医院中层干部管理的思想之源、制度演进和实践经验,把党的创新理论与公立医院工作实际相结合,为加强和改进公立医院党建工作提供了理论指导和实践启示,是一本理论著作;集结了多名专家的智慧、凝炼了多家医院的经验,系统介绍了其中可复制、可推广的模式和方法,有图、有表、有实例,是一部"拿来就可以用"的实务操作指南。

　　正所谓,"一个人,走得快;一群人,走得远"。党建之路永无止境,我们愿成为先行者,为公立医院之间相互学习、借鉴和交流搭建平台,共同提升,止于至善。

姜洁

2023 年 12 月

目 录

第 一 章

公立医院中层干部管理概论

公立医院中层干部管理具有极强的理论性与实践性,既需要从该领域学术史梳理中把握问题研究的轨迹与前沿趋势,厘清研究的主题、主线,也需要从公共政策分析中透视政策问题与政策目标的发展脉络与脉动主旋律,瞄准研究的核心与关键。本章采用研究文献梳理与政策文本梳理双轨并行的方式,一方面将文献计量法、词频分析法、引文分析法和共词分析法结合起来,进行数据分析和处理,通过绘制公立医院中层干部的知识图谱,展示近年来公立医院中层干部管理的研究热点主题和前沿问题;另一方面采用文本分析法,选择党的十八大以来(2012.11—2023.12)对公立医院中层干部管理产生重要影响的 38 个国家级政策文本进行信度、效度检验后作为本章的分析对象,同时绘制公立医院中层干部管理政策主题图,清晰展示我国公立医院中层干部管理的政策要求及其演变规律。在此基础上通过研究轨迹与政策变迁的比对分析,预测该领域研究的亟须政策与现实问题,以便准确识别本书研究的重点、难点与着力点。

第一节
公立医院中层干部的定义及特点

一、公立医院的定义

医院指应用现代医学科学理论及技术,集合一定规模的空间、床位、器械等软硬件设施及医务人员等专业人群,面向社会提供预防、保健、医疗、康复等服务的组织或机构,运营的主要任务是保障人民生命健康[1]。

按照登记注册的类型,医院可以分为公立医院和非公立医院;按照举办主体不同,可以分为政府办医院、社会办医院和私人办医院;按照功能、任务的差异,可以将医院划分为三个级别,即一级医院、二级医院和三级医院[2]。结合《医院分级管理标准》中的相关内容,根据科研能力、技术力量以及设备水平的差异,将医院划分为甲等、乙等和丙等三类。

公立医院是我国医疗服务体系的主体,指政府举办的、纳入财政预算管理的医院,共划分为三种等级。从本质上来讲,公立医院不以营利为主要目的,具有"国营"性质,坚持以社会效益为首位,为广大人民群众提供公共卫生服务、基本医疗服务。因此公益性是公立医院的根本属性。

二、干部的定义

干部是一种社会角色,分散在社会经济发展的各领域,对事业发展和社会进步有推动和领导作用。"干部"一词非汉语首创,为舶来语。据悉,其起源于法语单词"cadre",有"高级管理人"之意,后被多国使用。《辞海》认为,我国干部通常指担任公职的人员,常与工人、士兵、勤杂人员相区别,有时专指担任一定领导工作的人员。在不同的历史时期,对于干部的内涵有着不同的理解。1922 年 7 月,中共二大通过的《中国共产党章程》中首次使用了"干部"一词。在我国严格实行公务员制度以前,干部泛称所有党务、政务及其他公务人员。与西方的公务员相比,我国的干部是管理国家事务的公职人员,且拥有一定的职权。但从价值取向角度看,今天中国的干部在行为动机和评价上不同于西方国家处于"中立"的事务官,更不同于曾经处于统治地位的"官吏",它有自己特定的价值取向。2022 年 10 月,党的二十大通过的《中国共产党章程(修正案)》指出:"党的干部是党的事业的骨干,是人民的公仆,要做到忠诚干净担当。党按照德才兼备、以德为先的原则选拔干部,坚持五湖四海、任人唯贤,坚持事业为上、公道正派,反对任人唯亲,努力实现干部队伍的革命化、年轻化、知识化、专业化"。这是对我国干部的理想信念、基本素能、选拔要求等方面的科学概述,也是我国干部概念有别于西方国家的关键内涵[3]。

从"干部"衍生出的"领导干部",是一个复合词,由"领导"和"干部"合成而来。根据原国家人事部编写的《国家公务员制度全书》:"党政领导干部是指在党务和国家政务系统工作中,具有一定领导职务,拥有一定权力并担当相应责任的党和国家公职人员,是党政干部管理工作的主要客体。"2019 年 3 月,中共中央印发的《党政领导干部选拔任用工作条例》的适用对象是"中共中央、全国人大常委会、国务院、全国政协、中央纪律检查委员会工作部门领导成员或者机关内设机构担任领导职务的人员,国家监察委员会、最高人民法院、最高人民检察院领导成员(不含正职)和内设机构担任领导职务的人员;县级以上地方各级党委、人大常委会、政府、政协、纪委监委、法院、检察院及其工作部门领导成员或者机关内设机构担任领导职务的人员;上列工作部门内设机构担任领导职务的人员。"

根据 2022 年 1 月中共中央办公厅发布的《事业单位领导人员管理规定》,事业单位领导人员一般指省级以上党委和政府直属以及部门所属事业单位领导班子成员,省级以上人大常委会、政协、纪委监委、人民法院、人民检察院、群众团体机关所属事业单位领导班子成员。根据 2017 年 1 月中组部等多部委联合印发的《公立医院领导人员管理暂行办法》,公立医院领导人员指县级以上政府、事业单位、社会团体和其他社会组织举办的公立医院领导班子成员。近年来,一些公立医院以"管理团队"的概念逐渐替代"领导班子","管理骨干"的表述也逐渐出现。综上,领导干部不是领导与干部,而是实施领导行为、从事领导工作的干部。中国的领导干部,可以被理解为在各级党政机关、人民团体和军队中担负领导职责的干部以及国有企事业单位中的领导人员,他们能够组织、指引或影响组织或个人进行有目的的活动。

三、干部相近概念的辨析

一是关于领导。不同的学者试图在不同的分类体系中阐释"领导",其概念的表述方式甚多。从领导学的角度,泰瑞(Terry)认为:"领导是影响人们自动地达成群体目标而努力的一种行为。"斯托格狄尔(Stodill)认为:"领导是对一个组织起来的团体为确立目标和实现目标所进行的活动施加影响的过程。"达夫特(Daft)认为:"领导是在领导者和追随者之间有影响力的一种关系。"弗兰奇(French)认为:"领导是一个人所具有并施加于别人的控制力。"哈格斯(Hughes)认为:"领导是对一个组织的群体施加影响,以推动其实现目标。"诺斯豪斯(Northouse)认为:"领导是个体影响一群个体实现共同目标的一个过程"[4]。综上,我们认为,领导是在一定条件下,指引和影响个人或组织,实现某种目标的行动过程。

在我国,人们常常把领导者称为"领导",把领导者的行为也称为领导,这是特定环境的产物。实际上,"领导者"是实施领导行为的人,而"领导"则是领导者实施领导行为的过程——指导和协调群体成员工作,以推动其达成目标。相对于"干部"指具体的人而言,领导定义的关键要素不仅包括领导者,还涵盖了领导活动、领导环境等要素。日常工作中,更多地把"干部"与"领导者"对应,指在社会组织中担任一定领导职务、履行特定领导职能、掌握一定权力、肩负某种领导责任的人。

二是关于管理。领导与管理均指动态过程,其主要区别在于:第一,领导具有全局性,管理具有局部性。第二,领导具有超前性,管理具有当前性。第三,领导具有超脱性,管理具有操作性。本尼斯做出了一个著名的概括:"领导者做正确的事,管理者正确地做事。"中国式领导既要"做正确的事情",又要"把事情做正确"。区分领导与管理的意义在于:一方面,领导要超越于管理层面,做自己最该做的事情;另一方面,领导需要掌握必要的管理技术,不能悬在空中。领导真正的困难在于,既要能够提出愿景、理念、战略,又要能够将它们转化为行动。因此,领导者看重争取人心、凝聚人心、获取人心,"顺人心而领,因情理而导"。

四、公立医院中层干部的内涵

公立医院中层干部一般指医院内设机构负责人,是承上启下的中流砥柱。相对于医院领导人员而言,中层干部是被管理者;相对于一线医务人员而言,中层干部是管理者。中层干部既需要领导力,又需要执行力;是"夹心饼干",更是栋梁。由于各家医院历史沿革、管理体制、隶属关系、单位行政级别等不尽相同,医院对中层干部的纳入范畴略有差异,主要但不限于表1-1中的类别。

表 1-1 公立医院中层干部范围

序列	岗位名称	序列	岗位名称
临床/医技科室	主任	职能部门	部门正职
	副主任		部门副职
护理序列	科护士长	党务序列	科长/副科长
	学科护士长		党总支书记
	病房护士长		党支部书记(专职、兼职)
科研序列	研究中心、所(室)负责人	教学序列	系主任、教研室主任、课程中心负责人等

五、公立医院中层干部队伍的特点

1. **共性特点** 中层强,医院强;中层弱,医院弱。中层干部是推进公立医院高质量发展的关键要素之一。新时代公立医院中层干部的能力素养更显著地体现在其自身影响力,超越一般的事务管理和学科专业管理,实施以构建多维积极关系为特征的全方位领导[5],这也决定了这支队伍要逐步实现由"中间"向"中坚"的角色转变,由传统的自上而下的线性管理转变为与上、下级交互式的双向合作,以更好地在公立医院内部发挥承上启下的作用。相较于其他行业,公立医院中层干部队伍具有如下共性特点。

一是高学历。据中国卫生健康统计年鉴数据,2017—2022年我国卫生人员学历中本科、研究生数量呈上升趋势,大多数公立医院医生的准入门槛提至本科及以上。经过一定的历练和工作积淀,新提任临床和行政序列中层干部一般具有研究生学历。有的大型综合医院明确要求科室主任和职能部门负责人应当具有博士研究生学历且具备研究生导师资格。

二是高职称。专业技术职称是医疗卫生行业的重要评价指标之一,一定程度反映了专业能力和学术水平。临床序列提任科室主任一般要求正高职称,副主任至少应是副高职称;对内要能解决技术难题,具备一定的业务权威性,对外要能获得所在专业领域同行的认可和推崇。业务相关职能部门如医务部、护理部、教务部、科技部、人力资源部等部门的中层干部原则上应具有正高职称,熟悉临床医学的基础知识。

三是高素质。医疗卫生行业肩负护佑人民健康的重任,中层干部既要政治过硬、德才素质突出、群众公认度高、具备斗争精神和斗争本领,又要能在应急突发任务、脱贫攻坚、乡村振兴、健康帮扶等重大专项任务中经受住考验、实绩突出,政治素质、业务素质和管理素质能承载多维要求、多元发展。业务干部既要能胜任医疗、教学、科研工作,又要具备眼界、胸怀和能力带领团队做好学科建设、人才培养等各个方面的工作;管理干部既要懂政策、懂运营、懂信息,也要懂医疗、懂教育、懂科技等。

2. 差异特点　由于各家公立医院历史沿革、管理体制、隶属关系、单位行政级别等不尽相同,中层干部队伍管理存在差异,故而难以用一个模式、一个标准、一套制度去复制和管理。

一是内涵外延不同。不同的公立医院对中层干部的纳入范畴存在一定的差异。如有的医院中层干部队伍包含护理团队,有的不包括;有的医院职能部门中层干部只纳入部门正职;有的医院中层干部纳入科研所(室)负责人,有的未纳入等。

二是职务级别不同。排除医院等级因素的影响外,同一级别的公立医院中层干部职务级别差异较大。以委属委管综合性医院职能部门正职为例,从正处级、副处级、科级到无级别的均客观存在。临床/医技科室负责人多数无职务级别,也有的按科级或其他级别设置。

三是岗位设置不同。不论是职能部门设置,还是临床/医技科室设置,不同的医院各有特色,这也导致中层干部岗位设置不同。如有的医院科室主任与党支部书记职务同级,有的科室主任同时兼任党支部书记,有的是党支部书记兼科室副主任等。等级相同、体量相当的两家医院,相同部门所承担的工作职责也有差异,所辖科室设置有差异,干部职数配置有差异;同样名称的临床科室,由于所涉分院区数、床位数、人员数等不同,干部职数配置也不尽相同。

四是管理部门不同。从外部管理来看,由于受历史沿革、医院等级、政策因素等影响,公立医院中层干部的管理权限存在差异。有的医院属于高校附属医院,部分中层干部管理权限在大学;有的医院为属地管理,部分中层干部管理权限在地方卫生健康部门;有的医院中层干部管理权限在院党委。从内部管理来看,公立医院中层干部的实际管理部门也存在差异。如有的医院由组织部门统筹管理中层干部;有的医院党务干部和行政干部分属不同的部门管理;有的医院由于受多种因素影响,护理序列干部由护理部管理,教学序列干部由教务部门管理,科研序列干部由科技部门管理等。

第二节
公立医院中层干部管理的文献综述

一、国外关于医院管理者的文献综述

1. **数据来源**　国外研究文献主要来源于"Web of Science"核心数据库,检索栏并列输入"Hospital manager""Hospital

administrator""Hospital leader",文献来源包含所有收录情况,检索条件选择"精确",时间选择"2012年11月—2023年12月",剔除会议简讯、新闻(报刊)、报道、专利等非研究型文献,无作者署名文献以及与研究主题无关的文献,得到有效文献436条,文献以固定格式导出并形成本部分研究的最终样本。

2. **研究方法**　本部分运用数据分析软件,主要对发文量进行整体性描述,选取关键词频次、中心性、突现词汇开展知识图谱可视化分析,同时读取软件后台数据,辅以统计计算,综合呈现图谱和表格数据,以全面、准确理解和把握国外关于医院管理者研究的突出成果及未来研究趋势。

3. **国外医院管理者研究概况**

(1)年度发文量情况:科学文献的年度数量及占比一定程度上反映了这一研究领域中知识量的变化与累计状况。绘制2012年11月至2023年12月"国外医院管理者"研究的历年发文量分布图(图1-1),结果提示:① 2012—2018年,年总体发文量较少,2018年后呈现明显增加趋势;② 2013—2023年,2022年发文量最多(63篇,14.45%),2018年发文量最少(27篇,6.19%)。

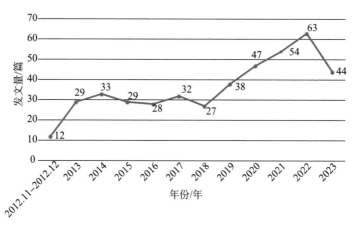

图1-1　**国外医院管理者研究历年发文数量(2012.11—2023.12)**

（2）国外医院管理者研究热点呈现

1）关键词共现知识图谱：关键词是文章核心内容的浓缩及提炼，开篇点明文章核心论点。若某一关键词在专业文献中反复出现，则可称其为该领域的研究热点。如图 1-2 所示，领导力（leadership）、健康保健（health care）、工作绩效（performance）、工作满意度（job satisfaction）、患者安全（patient safety）、质量改进（quality

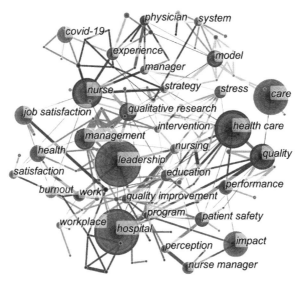

图 1-2　国外医院管理者研究关键词共现知识图谱

注：主要热点中英文翻译如下。

英文名称	中文翻译	英文名称	中文翻译
leadership	领导力	health care	健康保健
management	管理	education	教育培养
performance	工作绩效	quality improvement	质量改进
patient safety	患者安全	perceptions	工作感知
nurse manager	护理管理者 / 护士长	impact	影响因素
stress	工作压力	job satisfaction	工作满意度
intervention	干预措施 / 举措	burnout	工作倦怠

improvement)、教育培养(education)、工作感知(perceptions)、护理管理者/护士长(nurse manager)等内容是国外医院管者相关研究热点。

2）研究高频词汇：以词频、中心性为指标导出关键词共现和聚类定量数据，直接展现最核心的研究问题。如表1-2所示，围绕医院管理者的研究高频主题主要有：①筛选出现频次>10的关键词共计14个，领导力、关怀、健康保健、影响因素、工作质量、管理、工作满意度、模式、患者安全、工作绩效、护理管理者/护士长、工作经验、工作倦怠、工作压力。②筛选中心性>0.1的关键词共计8个，健康保健、模式、工作质量、工作经验、管理、工作压力、患者安全、领导力。③综合词频与中心性数据分析，国外医院管理者研究主要聚焦于领导力、关怀、健康保健、影响因素、模式、患者安全、工作质量、工作经验、工作压力等主题。

表1-2　国外医院管理者研究关键词频次与中心性(频次>10、中心性>0.1)

关键词	频次	中心性	关键词	频次	中心性
leadership（领导力）	42	0.11	model（模式）	14	0.22
care（关怀）	32	0.08	patient safety（患者安全）	13	0.14
health care（健康保健）	32	0.41	performance（工作绩效）	13	0.08
impact（影响因素）	23	0.04	nurse manager（护理管理者/护士长）	11	0.03
quality（工作质量）	22	0.2	experience（工作经验）	11	0.16
management（管理）	19	0.15	burnout（工作倦怠）	11	0.07
job satisfaction（工作满意度）	17	0.06	stress（工作压力）	11	0.15

数据来源：根据 CiteSpace 运算结果所整理。

3）国外医院管理者研究演变趋势（图 1-3）

关键词	年份	强度	开始	结束	2012—2023
工作感知	2012	2.306	2012	2013	
工作计划	2012	2.3941	2012	2017	
关怀	2012	2.3939	2012	2014	
支持/鼓励	2012	2.0992	2014	2017	
工作	2012	3.1763	2015	2017	
质量改进	2012	2.404	2015	2019	
服务	2012	2.0603	2016	2020	
医院管理	2012	2.5387	2017	2018	
行为态度	2012	2.1223	2020	2020	
公立医院	2012	2.6567	2020	2020	
新型冠状病毒感染	2012	2.9585	2021	2023	
恢复力	2012	2.0745	2022	2023	

图 1-3 关键词突现图谱

注：综合考虑研究需要、数据可及和出版进度，目前预测结果仅反映
2012.11—2023.12 的数据情况。

由关键词热度时长分析可知，工作计划（program）、支持/鼓励（support）、质量改进（quality improvement）、服务（service）研究热度持续时长超过 3 年，表明在一定时间内研究存续时间长且受重视程度高。

由关键词突现时效分析可知，新型冠状病毒感染（COVID-19）、恢复力（resilience）的研究延伸至 2023 年，成为当前国外医院管理者研究较为受关注的主题。因此，在应对重大突发公共卫生事件后，有关关键资源（人力、物力、财力、医疗技术等）配置的制度、方法、模式等都需要调整，医院管理者作为推动改革发展的中坚力量，更是要发挥主观能动性，贡献智慧与力量。

4. 国外医院管理者研究主要内容　文献资料提示国外医院管理者研究主要来源于领导学的相关研究，主要聚焦医院管

理者专业要求与任职条件（工作影响因素）、领导风格与结果影响（领导力、管理模式、患者安全、工作质量）、能力培养与工作激励（工作经验、工作压力、工作满意度）等内容。

（1）关于领导学的一般理论：一是从领导特质的角度去观察和理解领导。领导理论发展的第一阶段体现为领导特质理论。由于领导总是首先与领导者联系在一起，因此以领导者为中心，探讨领导者不同于其他人的特质，便成为人们理解领导的历史起点和理论起点。特质理论或品质理论，一是主要从领导个人的性格品质来分析领导的成败，以寻求领导者的个性特征与其工作成效之间的关系。二是从人际关系、感情因素的角度去观察和理解领导。持这种观点的学者认为，领导是对组织内群体或成员施加影响的活动过程，是一门促使下级满怀信心地完成其任务的艺术，是一种说服他人热心于一定目标的努力。三是从组织所处的环境角度去观察和理解领导。由于"伟人论"和"行为论"都忽视了领导者所处情境对领导效能的影响，刻意追求最佳领导特质和行为模式的做法并没有把环境因素考虑在内，于是进入了第三个阶段，即"权变论"阶段。持这种观点的人认为，领导是如何使行政组织有效地适应外在环境以维持存续和发展的一项活动。正如权变理论的创始人菲德勒所说："权变模型意味着领导科学领域中一个划时代的变革，它使领导科学的研究从无益地寻找最佳的领导风格、最佳的领导行为或最佳的管理哲学中解脱出来，使人们转而去寻找这样的条件，在这些条件下各种风格、行为和哲学都可能是适宜的和有效的。"

（2）国外医院管理者研究的主要内容

1）专业要求与任职条件：管理队伍建设重视专业化与职业化。以院长为例，胜任该岗位主要应具备4个方面的资质条件。一是专业背景，一般具有管理学或经济、法学等相关专业背景，获MBA/MHA/MPA学位，并在人才选拔时设计配套的岗位胜任力和资格准入，从而保证医院管理者具备较高职业素养和专业技能[6]。二是专业培训，国外对于想从事医院管理工作的医生,规定其必须在相关机构进行管理知识培训后方可担任管理职务。在美国,分工明确的组织架构,较高专业化程度的管理团队,以及职业化的继续教育和培训规划,既有助于提高医院整体运营效率,又能保证医学专家专注于自身领域的发展。在日本,医院管理人员的职业化着力于医学生阶段的培训引导和事务长队伍的职业规划。二战后,日本学习美国医院管理模式,在医科大学开设医院管理课程;国家层面鼓励退休院长参与医院管理工作,医院管理学会定期举办院长论坛和培训班,促进院长职业化发展;事务长则是完全职业化,以终身从事管理工作为目标,不会再担任院长或副院长职务。英国规定科室主任必须有管理学硕士学位或通过专业培训;医师从事管理工作前必须接受 0.5~3 年正规管理培训[7]。三是专业经历,如美国要求院长一般具有 10 年以上管理经验。四是专业发展,院长走职业化发展道路,少有"双肩挑"。

管理执行团队重视专业化。一是分设业务与行政管理岗。美国梅奥诊所于 1908 年开始建立医学管理体系,发明现代医院行政官,提高医疗服务效率,减轻临床业务负担。哈佛大学麻省总医院亦采取科室主任和职业化的行政主任并行的管理架构。科室主任负责学科建设和医教研工作;行政主任强调专才模式,多从哈佛、耶鲁等名校毕业,在医院人事、财务、运营等部门轮转后,到科室负责发展战略、财务、人事、运营等工作,既体现专业化管理和精细化管理,又把科室主任从繁杂的行政事务中解放出来。二是强调具备专业的管理知识。医院职能部门实行通才模式,如在国内公立医院人力资源部(处)按工作任务分工,岗位设置、招聘、考核等由不同人员负责,而麻省总医院跟内科或外科相关的人力资源事务则由一个人负责。

2)领导风格与结果影响:如何选拔医院管理者并提升其领导力,是卫生管理和领导力研究的交叉命题。巴斯(Bass)指出,没有哪一种领导特质或者领导过程在所有的情境下都是有效的,研究表明,在医疗行业这样具有挑战性的工作环境中,领导风格与员工工作结果存在以下几种对应影响关系。一是服务型领导风格可以减少员工消极的工作结果。例如在美国梅奥诊所,由医生领导的管理架构保证了诊所能够实现由上至下的全整合,在保障患者权益的同时,也为医生提供了能够专注于临床工作的支持机制[8]。二是有效的正向领导对医院的平稳运行起着极其重要的作用。变革型领导对员工离职意向有显著的负向影响,对情感承诺和规范承诺有显著的正向影响;交易型领导对组织承诺的所有三个组成部分都有显著的负面影响;情感承诺和规范承诺对离职意向有负向且显著的影响;情感承诺和算计性承诺在变革型领导与组织离职倾向的关系中起部分中介作用;员工所属的部门对领导能力和离职意向之间的关系没有调节作用[9]。三是护理领导风格注重形成团队共识与凝聚力。护理管理模式主要将个人领导能力与护士教育水平、学位和专业知识相结合,形成了团队共同领导的本质,以专注于实现良好的护理服务。具体来讲,护士管理整合具体行动来解决系统问题,以及通过不同护理团队的行为实践,创造一个充分促进安全文化实践的患者护理环境,并增加积极的患者治疗结果[10]。

3)能力培养与工作激励:国外医院管理者能力培养研究主要聚焦于以下几点。一是核心管理能力培训。关注医院管理者7个核心能力的提升,即循证决策和操作、行政和资源管理、医疗环境和组织知识、人际关系、沟通素质和关系管理、领导人和组织、促成和管理变革与专业精神等,为医院整体运营和服务提供支持[11]。对于胜任力建设应区别"硬实力"(通过实践培训获得的具体技术知识或技能)和"软实力"(如适应能力、领导能力、沟通能力、团队合作能力),以确定不同管理者对能力提升的需求[12]。注重加强医院管理者社会责任感,助推医疗卫生服务质量提升[13]。二是培训配套体系构建。在充分了解临床医生与管理者各自优势和职责作用的基础上,加大对他们知识能力提升方面的规划投资,建立适当的培训方法、内容和评估标准[14];基于他们的各自角色,提出适用于短期或长期增强凝聚力和协作力的团队建设办法，以期提升医院整体治理效能[15]；此外，医院还应制定适用于提升医院管理人员倾听能力与技巧的培养策略，以减少因沟通不畅而产生的内、外部矛盾[16]。三是管理课程模式设计。医院管理硕士（master of hospital administration，MHA）是目前很多国家采用的一种高级卫生管理学位课程与培养制度，主要围绕医院高级管理人员的工作任务和基本职责确定课程设置和培养模式，而这些任务和职责一般都由政府管理部门和劳务市场管理机构做出具体描述。通过系统学习，医院和卫生服务管理者能够更好地学习、掌握和适应医学、计算机诊断、仪器设备、信息技术、政府政策、医疗保险和资金运作等方面的发展变化形势[17]。

有关医院管理者激励的研究主要聚焦：一是物质与晋升激励。国外研究发现薪酬待遇、工作时长和升职机会是影响医院管理者工作变更的主要影响因素[18]。有研究关注到了护理管理者的角色压力较大，往往会导致倦怠，影响工作满意度和领导效率，医院通过实施专业福祉的组织战略，有助于改善其工作体验[19]。二是精神与价值引导。医院管理者在工作中会面临多种情绪体现，情绪劳动显著影响工作满意度，情绪劳动越贴近内心期望值，其工作满意度越高[20]。有研究者运用情绪评估量表和生活质量量表测评医院管理者的健康状态，发现男性管理者与健康相关的生活质量高于女性，建议同时关注心理、身体状况以提升他们的健康状态[21]，或通过工作需求-资源满足模型来缓解他们的社会压力[22]。

二、国内关于公立医院中层干部管理的文献综述

1. 数据来源　国内研究文献主要来源于中国知网（CNKI）文献库，本部分主要采取在中国知网（CNKI）高级检索界面检索栏并列输入"医院/公立医院、干部/中层干部/中层管理者、公立医院科室主任/护士长/管理干部"等关键词，文献来源包含所有收录情况，检索条件选择"精确"，时间选择"2012年11月—2023年12月"，剔除会议简讯、新闻（报刊）报道

等非研究型文献、无作者署名文献以及与研究主题无关的文献,得到有效文献 546 条,文献以"Refworks"格式导出,包括题目、作者、机构、摘要、关键词等,并形成本部分研究的最终样本。

2. **研究方法** 本部分运用数据分析软件主要对发文量进行整体性描述,选取关键词频次、中心性、突现词汇开展知识图谱可视化分析,同时读取软件后台数据,辅之以统计计算,综合呈现图谱和表格数据,以全面准确理解和把握公立医院中层干部管理研究突出成果及未来研究趋势。

3. **公立医院中层干部管理研究概况**

(1)年度发文量情况:绘制 2012 年 11 月至 2023 年 12 月"公立医院中层干部管理"研究的历年发文量分布图(图 1-4),分析发现,① 2013—2023 年,年平均发文量近 49 篇;②其间 2015 年发文量最高(合计 67 篇,12.27%),2022 年年发文量最低(35 篇,6.41%),其余年份发文量保持在 50 篇左右。

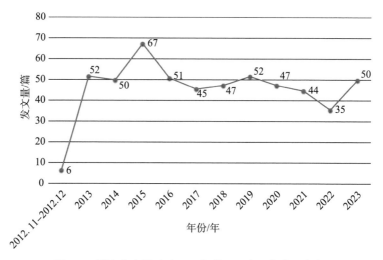

图 1-4 国内公立医院中层干部管理研究历年发文数量
(2012.11—2023.12)

（2）公立医院中层干部管理研究热点分析

1）关键词共现知识图谱：如图 1-5 所示，干部人事档案管理、干部考核、执行力、胜任力模型、干部培养（训）干部队伍建设等内容是国内公立医院中层干部管理相关研究热点。

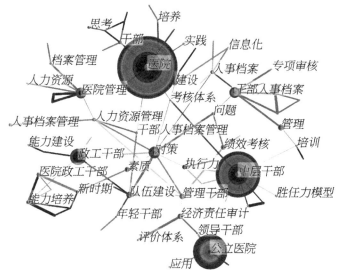

图 1-5　公立医院中层干部管理研究关键词知识图谱

2）研究高频词汇：如表 1-3 所示，围绕公立医院中层干部的研究高频主题主要有：①筛选出现频次≥5 的关键词共计 11 个，分别是医院管理、干部人事档案、队伍建设、绩效考核、管理干部、经济责任审计、能力培养、执行力、胜任力模型、人力资源管理、管理问题。②筛选中心性 >0.1 的关键词共计 10 个，分别是人力资源管理、管理干部、执行力、医院管理、干部人事档案、管理问题、队伍建设、经济责任审计、能力培养、考核体系。③综合词频与中心性数据分析，公立医院中层干部管理研究主要聚焦于执行力、绩效考核体系、能力培养、干部人事档案管理、经济责任审计等主题。

表 1-3　公立医院中层干部管理研究关键词频次与中心性
（频次≥5,中心性 >0.1）

关键词	频次	中心性	关键词	频次	中心性
医院管理	27	0.26	能力培养	9	0.14
干部人事档案	25	0.25	执行力	9	0.31
队伍建设	14	0.23	胜任力模型	8	0.08
绩效考核	14	0.06	人力资源管理	6	0.38
管理干部	12	0.33	管理问题	5	0.24
经济责任审计	12	0.21	考核体系	4	0.12

数据来源:根据 CiteSpace 运算结果所整理。

3）公立医院中层干部管理研究演变趋势（图 1-6）。

关键词	年份	强度	开始	结束	2012—2023
管理	2012	2.8434	2013	2014	
政工干部	2012	7.9821	2014	2017	
新时期	2012	2.7481	2014	2017	
执行力	2012	2.681	2015	2016	
思考	2012	3.2419	2015	2015	
医院政工干部	2012	2.6469	2016	2018	
问题	2012	2.4993	2018	2019	
经济责任审计	2012	4.6537	2019	2023	
评价体系	2012	2.4993	2019	2020	
人事档案管理	2012	3.4711	2019	2021	
干部人事档案	2012	3.3894	2019	2023	
公立医院	2012	16.7361	2020	2023	
人力资源管理	2012	2.9573	2020	2023	
专项审核	2012	2.5994	2022	2023	

图 1-6　关键词突现图谱

注:综合考虑研究需要、数据可及和出版进度,目前预测结果仅反映 2012.11—2023.12 的数据情况。

分析与研究主题密切相关的关键词热度时长发现,经济责任审计、干部人事档案、公立医院、人力资源管理等的热度持续时长达 3 年及以上,其中公立医院、经济责任审计突现强度显著,表明在一定时间内研究存续时间长且受重视程度高。

关键词突现时效分析显示,经济责任审计、干部人事档案、公立医院、人力资源管理、专项审核突现时间跨度均延伸至 2023 年,表明公立医院中层干部的经济责任履行情况、干部人事档案管理的持续优化、干部人力资源优化配置等研究主题在今后如何变迁值得持续关注。

4. 公立医院中层干部管理研究主要内容　综合分析近年文献资料提示,国内公立医院中层干部研究主要聚焦执行力、教育培训(能力培养)、干部考核、监督管理(经济责任审计、干部人事档案管理)等内容,具体阐述如下。

(1)执行力研究:一是执行力的主要内涵。公立医院中层干部作为医院的中坚力量,担负着执行和管理的双重责任,其执行力高低直接影响医院决策的落实,需全面具备岗位认知能力、政策领悟能力、计划条理能力、组织实施能力、全面协调能力、深刻洞察能力、有效授权能力、大胆创新能力等[23-24]。二是执行力的提升思路。执行力受到执行意识、执行能力和执行环境三方面的影响。对此,有研究从理论层面提出,医院应综合运用制度化、规范化、人性化、灵活化的管理方式,营造良好的执行文化,实现干部由被动执行到主动执行的行为转变[25];并从政策制定、代谢机制、加强培训、个人素质提升以及业绩考核等方面加强保障和监督,助力医院中层干部整体执行力建设[26]。三是执行力的提升实践。有研究从实践层面凝练出"三位一体"的提升策略,即加强执行文化建设、激发执行意识,加大教育培训力度、增强执行能力,优化组织流程、改善执行环境[27];以及"五维一体"的提升策略,包括建立干部选拔任用机制、干部教育培训机制、干部绩效考核机制、干部督办工作机制和干部对口联系基层工作机制[28]。

(2)教育培训研究:一是明确教育培训重要意义。干部教育培训是建设高素质干部队伍的先导性、基础性、战略性工程,在推进公立医院高质量发展进程中具有不可替代的重要作用[29]。二是优化教育培训总体思路。公立医院干部培训应紧跟国家政策,结合地方实际,以需求为导向,不断更新培训内容,优化培训模式,实现培训效果最大化[30]。整体工作步骤包括调研干部需求分析、编制干部培训计划、实施干部培训与质量控制及评估干部培训效果等[31]。三是系统设计教育培训体系。要设计更为精细的医院中层干部培训体系,重视干部胜任力培养这一关键因素,将人才培养与补齐工作能力"短板"相结合,实现组织和个人的双赢[32-33];探索新型培训模式,采用启发式教学、情景模拟教学、典型个案分析、对策分析、交流沟通等方法,提高培训效率[34];针对医院年轻干部的培训除了"输入式"的会议学习外,要注重配套系统化、规范化的培训方法,发挥其主观能动性[35-36]。四是做好教育培训后效评价。已有研究根据柯氏评估模型分析了医院中层干部培训效果,发现得分最高的是学习层、最低的是培训行为层,反映管理人员经过培训后能较好地获得新的理念、知识、技能等,工作积极性、管理能力不断提高,工作态度得以改善,评估结果同时也提示中层干部学以致用、提升工作绩效的效果有待进一步加强[37]。

（3）干部考核研究:一是明确从严管理干部的考核导向。科学规划公立医院干部考核评价体系、加强医院中层干部考核,是党管干部的重要工作,是医院走向现代化管理的必然趋势,是医院实现高质量发展的必然要求[38]。考核工作既要结合当前党和国家对干部工作的重大部署,又要与各医院的具体实际相结合,树立从严管理干部的导向,实践全过程干部管理体系[39]。二是建立客观全面的考核评价体系。公立医院中层干部考核是一项系统复杂的工作,由于各家医院具体情况和实际困难各不相同,因此在指标设计、操作流程、分值确定、权重分配等方面必须要与本单位的具体实际相结合,探索符合自身特色的科学的中层干部考核体系[40]。具体来讲,突出差异化,完善分层分类干部考核评价体系,考核结果既保证公正、客观、准确评价干部工作绩效,又能与干部的职务任免、绩效奖金、评先评优等挂钩,调动干部干事创业的积极主动性[41-42]。三是采用科学有效的考核评价方式。有研究尝试运用文献法、专家咨询法、主观赋权法构建公立医院中层干部平衡计分卡联合关键绩效指标法的综合考核模式[43];也有研究基于医院信息化网络平台,综合运用了360°全方位绩效考核与关键绩效指标法(KPI)[44-45]等科学方法。

（4）监督管理研究

1）经济责任审计:一是重视医院中层干部经济责任审计的重要作用。医院中层干部内部经济责任审计主要是针对职务决策权、政策执行权、管理监督权[46],帮助被审计部门改善内部管理并规避风险,促进党风廉政建设,推动公立医院干部管理规范化[47]。二是分析医院中层干部经济责任审计评价体系的主要问题。医院内部审计和纪检监察由于人员不足等因素而较少主动关注临床科室负责人的经济责任和履职情况[48];加之,在审计目标、审计内容和评价标准上也存在操作空白和难点,审计评价体系仍有缺陷[49]。三是针对医院中层干部经济责任审计的工作,提出优化建议:明确经济责任审计对象和审计内容,合理确定中层领导干部经济责任,多维度明确审计资料清单[50];或运用平衡计分卡模型,从企业财务、客户、内部运营管理和学习与成长四个维度构建经济责任审计实施路径[51]。

2）干部人事档案管理:一是明确档案管理的重要意义。公立医院干部档案管理是组织部门工作的重要组成部分,是做好干部工作的基本前提,是衡量干部工作水平的重要标志之一,直接影响干部工作的效率和质量[52]。二是发挥档案管理的重要作用。医院干部档案管理工作要充分借力信息化技术变革,做到科学化、高效化、标准化,充分发挥干部档案在干部人才选拔任用、干部履职监督管理中的重要作用,为实施医院人才战略提供完整、准确、公正的第一手资料[53]。三是做好干部档案管理的具体工作。新时代公立医院干部档案管理应进一步加强干部档案资料收集,规范档案借阅管理,加强干部档案质量监督,加快干部档案资料的信息化建设,以提高干部人事档案资料利用效率,不断优化和完善医院人才现代化的管理水平[52]。此外,还要注重做好干部廉政档案管理,健全完善医院干部监督管理机制,以更好地正确了解干部队伍的基本情况,做实干部的管理教育工作,推动医院的发展[54]。

第三节

公立医院中层干部管理的政策梳理

"公共政策话语是政治系统中最重要的话语信息输出,由于这种信息输出可以转化为固定的文本形式,从而为我们的研究提供了有形的分析对象。"[55]公立医院中层干部管理政策文本作为国家政治意志和经济社会发展整体规划的权威性载体,必然能够清晰反映出公立医院中层干部管理的现实性、历史变动性与复杂性。为了准确把握本节研究与国家政策需求的匹配性,提升学术研究对国家政策过程的回应性和决策支持力,本研究采取科学的政策文本分析方法,选取具有代表性的国家级政策文本资料 38 份,具体分析党的十八大以来我国公立医院中层干部管理的体系结构、主题与主线、目标与执行路径,廓清我国公立医院中层干部管理政策的发展状况、内容构架、总体特征等内容。

一、干部队伍建设的政策结构分析

以"中国政府网"政策数据库、中共中央组织部网站组工文件库和"北大法宝"的法律法规库等为文本数据来源,检索并筛选出党的十八大以来(2012.11—2023.12)对我国党政领导干部管理产生重要影响的国家级政策文本 38 份。由于公立医院中层干部多为内设机构负责人,属单位内部管理,因此并无专门针对此群体的国家级政策文本,中央巡视、大型医院巡查和医院日常管理等重点参照党政领导干部管理的相关要求。本研究筛选的政策文本资料与干部管理高度相关,文本资料的内在效度较高,能较好服务于解释研究问题。此外,政策文本属于客观文本资料,在权威数据平台上公开发布且具有法律效力,这表明政策文本资料的信度较好。

依据政策制定主体、文本题名、文本内容和主题关联度的标准,本节选取的38份党政领导干部管理政策文本可分为指导型政策文本、执行型政策文本和专项型政策文本。指导型政策文本指对干部管理具有全局部署和全面指导性质的政策文件,通常以"党政领导干部"为题目关键词,内容主要是从国家顶层设计角度对干部管理的发展目标、总体要求、实施途径进行系统性规划,发文机构一般为中共中央。如:《党政领导干部选拔任用工作条例》《中国共产党纪律处分条例》《干部教育培训工作条例》《关于加强对"一把手"和领导班子监督的意见》等。执行型政策文本指对公立医院中层干部管理具有具体执行性质的政策文件,发文机构以中共中央办公厅为主。文本内容包含如何推进公立医院党的建设和干部的选拔任用、教育培养、绩效考核、监督管理等。如:《事业单位领导人员管理规定》《关于加强公立医院党的建设工作的意见》《干部选拔任用工作监督检查和责任追究办法》《推进领导干部能上能下规定》等。专项型政策文本指聚焦某一具体干部管理事项的政策文本,发文机构以中共中央办公厅、国务院办公厅和国家部委为主。如:中共中央办公厅印发的《干部人事档案工作条例》、中央组织部印发的《关于进一步规范党政领导干部在企业兼职(任职)问题的意见》、中共教育部党组发布的《中共教育部党组关于加强和改进高校领导干部深入基层联系学生工作的通知》以及中共中央组织部、人力资源社会保障部印发《事业单位工作人员考核规定》等。

在选取的38份公立医院中层干部管理相关的政策文本中,指导型政策文本共有10份、占文本总量的26.31%,执行型政策文本11份、占文本总量的28.95%,专项型政策文本17份、占文本总量的44.74%(图1-7)。由此可见,党的十八大以来,推进干部队伍建设的公共政策体系既重视顶层的总体设计,也重视政策执行的保障落实,强调从具体的专项领域重点突破,着力落实

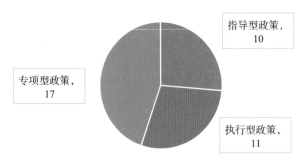

图1-7 干部管理政策文本类型

建设目标。具体来讲,指导型政策文件服务于国民经济、社会发展规划和全面从严治党的工作大局;执行型政策与指导型政策密切关联,重点围绕如何落地推进,很大程度上体现内在逻辑关联;专项型政策聚焦某一具体领域,这与新时代党的组织路线和健康中国战略有密切关系。

二、干部队伍建设的政策要求与内容要点

系统梳理政策文本内容,以"党政领导干部"为中心节点向外辐射,形成了一核多维的政策主题格局。具体而言,以培养忠诚干净担当的高素质干部为政策目标,以"制度"建设、"责任"界定等为政策工具,构成了干部管理的核心区域,是整个政策主题的"一核"。围绕"一核",再建立健全一套干部工作体系,即建立源头培养、跟踪培养、全程培养的素质培养体系,日常考核、分类考核、近距离考核的知事识人体系,以德为先、任人唯贤、人事相宜的选拔任用体系,管思想、管工作、管作风、管纪律的从严管理体系,崇尚实干、带动担当、加油鼓劲的正向激励体系,其内涵要求体现在干部选拔任用、干部教育培训、干部考核与干部监督等具体工作中。(图1-8)

1. 干部选拔任用 党的十八大以来,以习近平同志为核心的党中央提出了一系列加强领导干部队伍建设的新思想、新理念、新要求,改进完善干部选拔任用制度。2019年3月,中共中央新修订《党政领导干部选拔任用工作条例》,干部选任流程主

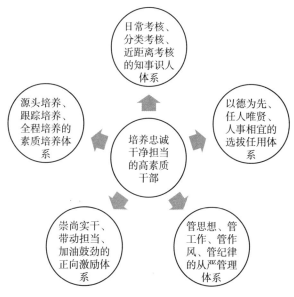

图 1-8 干部队伍建设的政策主题

要包括分析研判和动议、民主推荐、考察、讨论决定、公示等环节,其中:分析研判和动议是干部选拔任用程序的起始环节,即在党委(党组)主导下酝酿,就选拔任用职位、条件、范围、方式、程序和人选意向等提出初步建议;民主推荐是以"谈话调研推荐和会议推荐"的方式,获取更为全面的信息,不单纯以推荐票取人,规定"群众公认度不高的"不得列为考察对象;考察时进一步明确考察对象的要求、不得列为考察对象的几种情形及对考察内容作了细化补充,进一步增强了考察环节对干部选拔任用工作的把关作用;在讨论决定部分,补充规定了不得提交会议讨论的 8 种情形,即存在所规定的不合要求情形的,不提交会议讨论,从而避免出现主要领导主导会议、讨论不符合要求的任职人选甚至强行通过选拔任用决定的情况;公示即在党委(党组)讨论决定后、下发任职通知前,应当在一定范围内公示。以上环节充分体现出干部选任中明确的政治导向、鲜明的选任标准、民主集中的选任思路、公平公正的选任程序及全面从严的监督机制。这是新时代领导干部选拔任用制度的纲领性文件,也是领导干部选拔任用工作所遵循的基本原则,为公立医院中层干部选任提供了工作范式与流程模板。

2015 年 5 月,中共中央办公厅印发《事业单位领导人员管理暂行规定》;2022 年 1 月文件修订后正式印发《事业单位领导人员管理规定》,强调了事业单位是实现我国社会主义现代化建设和经济社会高质量发展的中流砥柱,是承载公共服务与产学创新的中坚力量,在推动社会公益事业发展、满足人民对美好生活的向往方面发挥着重要作用。它立足"党管干部"核心原则,对事业单位领导人员的"进、管、出"各个环节作出明确规范,从领导人员的任职资格、聘用选拔、任期目标、考核评价、职业发展、监督约束等方面作出明确规定[56]。针对公立医院领导人员任职条件和资格更是明确提出了"公立医院领导人员应当坚持为人民健康服务的方向,有适应医院高质量发展的先进管理理念和实践经验"的基本条件。

2. 干部教育培训　公立医院中层干部是推动医院高质量发展的中坚力量,做好干部教育培训工作是推动事业可持续发展的内在需求,更是实现医院治理体系与治理能力现代化建设的现实需要。党的十八大以来,党中央先后出台了多项领导干部教育培训的制度文件,形成了工作条例与培训工作规划互为补充的制度结构,为推进公立医院中层干部教育培训科学化、制度化、规范化提供了指引。2013 年 9 月,中共中央印发《2013—2017 年全国干部教育培训规划》,强调"干部教育培训是建设高素质干部队伍的先导性、基础性、战略性工程""全面深化干部教育培训改革,全面提升干部教育培训质量"。2015 年 10 月,中共中央修订《干部教育培训工作条例》,明确提出要"以坚定理想信念、增强执政意识、提高执政能力为重点,把'三严三实'要求贯穿干部教育培训全过程";更加鲜明地强调了理想信念、党性修养、政治理论、政策法规、道德品行教育培训的重要性;同时强调注重业务知识、科学人文素养等方面教育培训。2018 年11 月,中共中央印发《2018—2022 年全国干部教育培训规划》,

提出了进一步完善培训内容体系,加强党的基础理论教育、党性教育、专业化能力和知识培训,优化分类分级培训体系,以增强干部素质培养系统性、持续性与实效性。2023年8月,中共中央政治局召开会议审议《干部教育培训工作条例》与《全国干部教育培训规划(2023—2027年)》,强调要把深入学习贯彻习近平新时代中国特色社会主义思想作为主题主线,坚持不懈用党的创新理论凝心铸魂、强基固本。进入新时代,在习近平新时代中国特色社会主义思想指引下,干部教育培训制度体系不断健全,与建设马克思主义学习型政党要求相符合,与中国特色社会主义事业发展相适应,与干部人事制度改革相衔接,逐步形成了更加开放、更具活力、更有实效的中国特色干部教育培训体系[57],为公立医院中层干部教育培训工作指明了前进的方向。

3. 干部考核 干部考核作为指挥棒、风向标和助推器,是干部管理的重要环节,是激励干部担当作为、促进事业发展的重要抓手。2018年5月,中共中央办公厅印发了《关于进一步激励广大干部新时代新担当新作为的意见》,旨在充分调动干部的积极性、主动性和创造性。2019年4月,中共中央办公厅印发了《党政领导干部考核工作条例》,"从制度上对新时代党政领导干部的考核评价工作予以了规范,为全面从严管理考核领导干部提供了制度保障和行动指南"[58]。2023年1月,为贯彻落实党的二十大对完善干部考核评价体系的相关要求,把握事业单位公益性、专业性、技术性、服务性特点,体现干部分类管理原则,中共中央组织部、人力资源社会保障部联合印发了《事业单位工作人员考核规定》[59]。综合以上制度文件要求,公立医院中层干部考核主要参考:干部考核制度框架以平时考核为基础、年度考核和聘期考核为重点、专项考核为补充的思路进行总体设计,平时考核主要对领导班子日常运行情况和领导干部一贯表现进行经常性考核;年度考核主要以年度为周期对领导班子和领导干部进行综合性考核;专项考核主要是对干部"完成重要专项工作、承担急难险重任务、应对和处置重大突发事件"情况的专门考核;任期考核侧重于对实行任期制的领导班子和领导干部在一届任期内总体表现进行全方位考核。四种考核方式各有重点、互为补充,进一步提升了干部考核制度的系统性、完备性[60]。综上,国家建立科学规范的干部考核评价体系,有力提升干部队伍的管理能力与管理水平,为公立医院中层干部考核评价提供了基本遵循和操作指南。此外,公立医院中层干部考核还应体现医疗卫生行业的特殊性,围绕公立医院发展方向、医疗服务、社会效益、人才培养和可持续发展等内容,突出中层干部政治能力、科学决策能力、改革攻坚能力、应急处突能力和群众工作能力等指标,构建以公益性为导向,制度化、规范化和程序化的考核评价框架。近年来,各级公立医院参照国家政策,运用分级分类、多元立体的考核方法客观准确地描述中层干部的综合表现,促进形成干部能上能下的良好激励机制。

4. 干部监督　党要管党,全面从严治党,关键是从严治吏。国家提倡以需求理论为参考正向激励干事创业,以党纪为准则逆向约束干部的政治行为。近年来,国家成体系出台了干部监督党内法规和制度文件,涵盖对干部选拔任用和干部日常管理全过程的监督,贯穿于干部成长的完整链条[61]。总体来讲,主要有以下几方面的要求:一是突出政治标准。必须旗帜鲜明地把讲政治放在首位,严守党的政治纪律和政治规矩,并使之成为广大干部的思想自觉与行动自觉[62]。二是促进行业落实。各行业根据新时代全面从严治党的要求,结合工作实际,及时制定本领域的政策文件,补齐制度短板,进一步扎紧干部行使权力的围栏[63]。三是注重日常管理。在干部考核、述责述廉、谈心谈话等工作中贯穿监督管理工作,推动管思想、管工作、管作风、管纪律有机结合,关键岗位、关键事件、关键时刻常抓不懈,教育引导干部注重以身作则、率先垂范。自2012年中央出台改进工作作风、密切联系群众的八项规定以来,"严"成为主基调,领导干部已习惯在监督约束下开展工作,我国干部队伍正朝着"堪当民族复兴重任的高素质干部队伍"方向迈进。四是推进干部能上能下常态化。干部管理应坚持严管和厚爱结合、激励和约束并重,在监督工作中要聚焦突出问题,细化完善具体情形、调整程序、调整方式；加大推进力度，体现"严"的主基调；强化党委、组织（人事）部门的责任担当，注重衔接协调，形成制度合力[64]。因此，鲜明亮出干部优与劣的标尺、上与下的准绳，对于贯彻全面从严治党战略方针，完善从严管理干部队伍制度体系，推动形成能者上、优者奖、庸者下、劣者汰的用人导向和从政环境有着重要意义。

第四节
新时代公立医院中层干部管理面临的机遇与挑战

党的十八大以来，公立医院党委始终坚持正确选人用人导向，认真贯彻落实中央选人用人有关规定，严把各个环节，培育了一支忠诚干净担当的高素质专业化队伍，激发了争创一流干事创业的活力，营造了风清气正的政治生态。但当前世界正经历百年未有之大变局，各类风险隐患明显增多，外部环境的复杂性、严峻性和不确定性上升，公立医院高质量发展面临艰巨考验。中层干部是医院事业改革发展的中坚，与新形势新任务新要求相比，公立医院团队治理能力仍有差距。

一、主要问题与原因分析

1. 干部队伍建设统筹谋划不够

（1）学深悟透新时代党的组织路线还有差距。正确的政治路线靠组织路线来保证。新时代党的组织路线，对于坚持党的领导、加强党的建设、做好党的组织工作，具有十分重要的意义。作为基层党委，各级公立医院党委尽管及时开展新时代党的组织路线专题学习，但对其科学内涵和实践要求理解不够深入、把握不够精准，未能始终站在中华民族伟大复兴战略全局和世界百年未有之大变局的高度，在学懂弄通做实习近平新时代中国特色社会主义思想，不断严密上下贯通、执行有力的组织体系，着力建强堪当民族复兴重任的高素质执政骨干队伍，加快建设世界重要人才中心和创新高地，持续深化模范部门和过硬队伍建设等方面还有很多工作要做。

（2）系统谋划干部队伍建设的能力还不足。作为基层党委，立足新发展阶段、贯彻新发展理念、构建新发展格局，为"十四五"开好局、起好步，在统筹谋划干部队伍建设、优化中层领导班子结构、增强班子整体功能、盘活干部队伍活力等方面还有不足。如高校附属医院普遍机构行政级别不高，客观存在临床/医技科室业务干部交流空间狭窄，行政干部对外交流任职级别认定困难等问题，导致个别干部在某一岗位任职时间较长，不利于有效防范风险、多岗位锻炼和应对复杂局面能力的提升。再如一些医院已进入一院多区的运营模式，对医院中层干部的需求随之快速增长，而医院中层干部成长周期长，一些科室和管理部门出现人才储备断层等情况。

（3）优秀年轻干部工作体系还不够健全。站在为党育人、为国育才的高度，战略上发现培养优秀年轻干部力度不够，打破边界思维和条条框框约束的勇气不够，还没有完全建立一支结构合理、数量充足、质量优良的优秀年轻干部队伍。上下结合、跟踪了解的持续培养机制还不完善，对部分年轻干部的思想淬炼、政治历练、实践锻炼、专业训练还不充分，特别是对年轻干部政治能力、调查研究能力、科学决策能力、改革攻坚能力、应急处突能力、群众工作能力、抓落实能力这"七种能力"的提高缺乏切实有效的手段，对年轻干部给位子、压担子不够大胆，存在个别重要岗位还不能完全放心使用年轻干部等情况。

2. 人才队伍建设统筹推进不够　坚持党管人才原则，公立医院积极制定系列人才引进计划及配套支撑政策，但对人才队伍总量、质量、结构以及发展方向进行系统性设计规划还不全面，对"十四五"建设中重点部署发展的战略规划和重大工程的人才支撑还不够。引进人才到院后的政治引领、政治吸纳的办法、途径还不多，还需要进一步加强国情教育和政治引领。海外引进人才的渠道、方式、手段等有待进一步丰富和提升，工作机制还需进一步健全。医院积极推进破除"五唯"，探索实践构建分类明确、尊重学科差异、符合人才成长规律的人才评价体系，但根据不同学科、不同岗位、不同人才层次特点和用人需求，实施"一科一策"的精准引才政策还未落实落细。在国家重点发展学科领域以及围绕新医科交叉学科领域的人才储备不足，因才施策推动人才个性化发展培育方面还需加强。

3. 干部选拔任用人岗适配度不够高

（1）选人用人重心前移不够。根据中共中央新修订的《党政领导干部选拔任用工作条例》文件精神，医院积极调整原来以竞争上岗为主的选人用人方式。新的选任方式从程序上促进干部选拔任用工作重心前移，推动组织（人事）部门把更多精力放到研究班子、研究干部、研究队伍建设上。如动议要根据空缺职位和班子建设的需要，通过多渠道、多侧面、多角度了解和掌握相关信息，听取相关意见，客观全面地提出动议建议方案，为提高干部选任工作的整体质量把好源头关。而实际工作中组织（人事）部门存在分析不全面、信息不及时、判断不准确等情况。

（2）精准知事识人还需加强。党的十八大以来，医院积极开展党的群众路线教育实践活动，认真落实"一线规则"，通过专题调研等方式全方位了解干部的工作实绩和能力水平，但在选任工作中还是客观存在"坚持事业为上不够，不能完全做到以事择人、人岗相适"的情况。如在选任临床/医技科室以及行政主要业务职能部门负责人时，还是更多地关注其学术水平和科研能力，未能全面掌握个人素养和管理经验等情况。

（3）考核"指挥棒"作用发挥还不充分。医院积极推进对中层领导班子和中层干部的平时考核、年度考核、专项考核、任期考核等，并评定等次，但考核结果运用不充分，未能与干部的职务晋升、交流调整等完全挂起钩来，一定程度上还存在"能上不能下"的现象，考核"指挥棒"作用发挥还不凸显，根据岗位职责差异设定考核指标不够，将其作为提高选人用人质量重要抓手的力度还不足，激励担当导向不够鲜明，提振干部履职尽责精气神还需加强。

4. 干部教育培训质效还需提升

（1）聚焦热点难点开展干部教育培训的针对性还不强。对照新形势、新任务和新要求,医院在干部教育培训工作中,聚焦工作薄弱点和干部不会为、不善为的问题,围绕贯彻落实新发展理念、推动高质量发展、强化应急管理,以及提升干部政治判断力、政治领悟力、政治执行力等方面开展专题培训的系统性、针对性还不够强,干部教育培训内容与干部需求的契合还要提高;把教育培训由"软任务"变成"硬约束",激发干部学习的主体自觉和内生动力,使干部教育培训成为培养干部、发现干部、识别干部的有效途径还不够,干部教育培训与干部使用的关联度需要提高;干部教育培训结合公立医院高质量发展重点、实际工作难点、群众关心热点,紧扣干部岗位要求设计、围绕具体实践问题展开还不够,干部教育培训实践化特色还不突出。干部培训内容、培训形式不够丰富,培训速度有时不够及时,还不能充分满足干部教育培训的多样化需求,干部教育培训中"走出去"学习其他医院的先进经验和有效做法还有不足等。

（2）围绕干部能力提升开展培训的实效性还不够明显。由于公立医院中层干部涉及管理序列、临床序列、教学序列、科研序列、护理序列等多种岗位类型,不同的岗位类型对日常管理的能力要求有差异,多数医院党委对干部的教育培训更多地注重培训的覆盖面,解决"有没有"的问题,在跟踪了解培训效果"好不好"方面做得还不到位,没有评估干部参加培训后能力的实际提升情况,未做到结合实际工作情况及时查缺补弱、跟进指导。

5. 推进干部严管厚爱成效还有待加强

（1）干部监督管理从严从实的力度还需加强。医院通过日常谈心谈话、专项工作调研、组织生活会、集中培训研讨等方式,着力加强对干部政治素质、履职能力、工作成效、作风表现等情况的深入了解,但全面从严治党压力传导还不到底,在进一步提高思想认识、落细落实具体工作方面还有不足,管思想、管工作、管作风、管纪律的干部监管体系不够全面,监督的渠道、手段还比较单一,多部门之间的联动运行机制还需加强,监管的实效性还不够明显,干部管理全面严、全程严、持续严的力度还不够。

（2）干部监督管理精细度还需提升。结合医院实际落细落实相关规定方面还存在不足。如由于一些医院中层干部无相应职务级别，对其社会兼职无明确硬性规定，导致个别干部在各级专业学会任职过于集中，影响亚专业的公平发展及人才梯队的健康成长。再如，个别科室存在分工不授权、集体研究个人决策等情况。

（3）持续激发干部干事创业内生动力还不足。与推进公立医院高质量发展的要求相比，个别干部还没有牢固树立"不进则退、慢进也是退"的意识，危机意识不强、斗争本领不足，满足于已取得的工作业绩。作为基层单位，干部成长上升的"天花板"较为明显，对外交流任职存在一定的瓶颈，导致干部在同一岗位任职时间较长后，创造性开展工作的意识不足，敢于竞争、追求卓越的拼劲有所减弱，对标先进、比学赶超的冲劲还有差距，解决问题过程中深度思考不够，面对棘手难题时显得畏手畏脚。

6. 组工队伍业务素质与能力有待加强　中共中央办公厅《关于加强公立医院党的建设工作的意见》和国家卫生健康委员会党组《关于加强公立医院党的建设工作的意见实施办法》出台后，公立医院纷纷加强党群部门建设，越来越多的单位单设党委组织部。但作为基层业务单位，其人力资源较为紧张，面临小团队管理大队伍的现实，也客观存在干部管理人力不足、深入程度不够等情况。干部工作政策严、业务面广、制度性强、规范性要求高，组工队伍的业务素质与能力还不能完全满足新时代干部管理的需要，有待于进一步加强提升，不断提高工作效能，开拓干部管理思路，创新工作方式。

二、改进思路与努力方向

习近平总书记反复强调："全面建设社会主义现代化国家，必须有一支政治过硬、适应新时代要求、具备领导现代化建设能力的干部队伍。"要坚持党管干部原则，坚持新时代好干部标准,大力加强领导班子和干部队伍建设。党的二十大报告明确指出,"建设堪当民族复兴重任的高素质干部队伍,坚持德才兼备、以德为先、五湖四海、任人唯贤,树立选人用人正确导向,选拔忠诚干净担当的高素质专业化干部,选优配强各级领导班子,加强干部斗争精神和斗争本领养成,激励干部敢于担当、积极作为"。尽管公立医院发展面临艰巨挑战,但我们也应该珍惜和把握国家大力实施"健康中国战略",开展新医科建设,推进高质量发展等赋予的医院发展新的空间。结合中层干部管理的工作实际,公立医院应始终坚持以习近平新时代中国特色社会主义思想为指导,深入贯彻新时代党的组织路线和干部工作方针政策,坚持高标准严要求,不断加强和改善中层干部管理工作,全面提高组织工作质量。

1. 进一步改善考察识别干部方式 坚持把功夫下在平时,全面深入地考察、了解干部,多方印证、全面掌握干部的真实表现,考准考实干部的政治品德、工作本事。要注重了解干部在"大事、要事、难事"中的表现,如 2020 年以来新冠疫情防控专项工作情况,援疆、援藏、援非等指令性任务中的主动性,了解干部处理急难险重任务的能力,客观评价干部的综合表现。注重分析、反复比选,加强对中层班子和中层干部的分析研判,全面掌握每一个班子强在哪里、弱在哪里,干部的能力特长、发展潜力如何,注重横向比较,看人选之间的差异,纵向分析,看干部发展变化,确保医院党委精准选人用人。

2. 进一步统筹做好中层干部队伍建设 树立鲜明用人导向,坚持以正确用人导向引领干事创业导向,把好选人用人关,注重选拔政治上绝对可靠、对党绝对忠诚的干部,关键时刻能扛硬活打硬仗的干部。具体来讲,结合医院基础条件和队伍情况,着眼优化班子结构,选好配强主要负责人,严格执行干部任期制度,着力加大干部之间的交流力度。对中层班子和年轻干部队伍一体研判,坚持老中青相结合,形成合理的年龄梯次,持续打破隐形台阶,对需要递进式培养的年轻干部及时放到关键岗位,对经过扎实历练、实绩突出、群众公认的优秀年轻干部适时提拔使用。

3. 进一步增强干部教育培训针对性实效性　坚持围绕增强推动高质量发展、服务群众、防范化解风险本领，分类加强专业化培训，引导干部及时填知识空白、补素质短板、强能力弱项，努力成为医疗卫生领域的行家里手。以坚定理想信念宗旨为根本，以全面增强干部领导公立医院高质量发展建设能力为重点，把提高政治判断力、政治领悟力、政治执行力贯穿全过程，创新教育方式，严格过程管理，推动干部教育培训工作提档升级。加大对院内外各类教育培训资源的整合开发利用力度，借力各级党校、干部教育培训基地和红色教育基地等平台，建好用好各级师资库，积极加强医疗卫生行业之间的交流合作，开展一班一策的"精准滴灌式"培训，全面提升干部政治素质和业务水平。

4. 进一步强化对干部的正向激励　在加大对干部关心关爱力度的基础上，注重发扬干部为民服务孺子牛、创新发展拓荒牛、艰苦奋斗老黄牛的精神，发挥党员干部模范带头作用，大力选树先进典型，强化示范引领，使广大教职员工学有榜样、比有标杆、追有目标，为医院事业发展"十四五"规划开好局、起好步。持续推进干部能上能下，加大对不作为、慢作为、乱作为干部的调整力度，解决干与不干、干多干少、干好干坏一个样的问题，不断传导压力、增添动力、激发活力，推动形成能者上、优者奖、庸者下、劣者汰的良好局面。

5. 进一步持续抓好干部监督管理　完善从严管理监督干部制度体系，加强干部全方位管理和经常性监督。严把政治要求，突出对干部遵守政治纪律和政治规矩情况的监督，全方位掌握干部的政治表现。管好"关键少数"，突出对权力集中、资金密集、资源富集领域和重点岗位干部的管理监督，着力管好关键人、管到关键处、管住关键事、管在关键时。进一步发挥组织人事、纪检监察、审计、信访等有关单位联动机制的作用，健全完善管思想、管工作、管作风、管纪律的从严管理体系，引导干部懂规矩、守纪律，不懈怠、不失职、不滥权。结合新时期干部管理的综合需求,建立集干部人事档案管理、选拔任用、考核评价、培训教育一体化的信息管理平台,整合现职干部、管理后备人才、援派挂职干部人才相关基础信息,基于医疗、教学、科研、管理等综合业绩实现"干部人才画像",通过干部全流程管理链条,建立干部管理大数据平台,实现对干部日常动态管理、任免审批表审核确认、干部培训管理、知识库建设、干部考核结果智能核算、分析查询及管理后备人才动态管理、外派管理人员目标管理等一体化信息化管理目标,提高干部管理效能,以"信息+"为抓手,推进干部工作的智慧化管理,为干部队伍建设提供信息化保障。

6. 进一步健全完善考核评价机制　旗帜鲜明地把政治标准贯穿于干部考核工作始终,将干部考核作为促进事业发展的重要抓手。完善干部考核评价体系,既用好年度考核、平时考核、任职考察、审计、信访举报、选人用人专项检查等常规手段,又注重通过实地考察、抽查暗访、民意访谈、舆情收集等灵活方式,及时、主动了解干部担当作为的情况;进一步优化考核内容指标,改进考核方式方法,坚持分级分类,注重定性与定量、考人与考事相结合,强化考核结果运用,通过考核实现好中选优、优中选强,让实绩突出、群众公认的干部及时得到重用,不断增强班子整体活力,激发干部干事创业热情。

7. 进一步注重人才队伍顶层设计　落实中央决策部署,加强对人才的政治引领和政治吸纳,以多种方式引导广大人才听党话、跟党走。构建结构合理的"人才金字塔"体系,充分激发学科活力,释放人才工作的强大合力,培养具有战略科学家潜质的高层次复合型人才,实现院科通力合作的人才工作机制。持续开展唯"帽子"问题治理,避免简单以学术头衔、人才称号确定薪酬待遇、配置学术资源的倾向;坚持以科研成就和实际贡献为依据,完善人才激励机制;着力破除"五唯"顽瘴痼疾,健全以创新能力、质量、实效、贡献为导向的人才评价体系,强化人才队伍建设支撑保障,营造真诚关心人才、爱护人才、成就人才的良好氛围。

8. 进一步持续加强组工干部队伍建设　组织部门是管党

治党的重要职能部门。要高度重视组织部门自身建设,努力把其建设成为讲政治、重公道、业务精、作风好的模范部门。要注重组工干部队伍建设,选优配强队伍,具体来讲:要增强履职本领,自觉用党的科学理论指导组织工作,提高理论素养、政策水平和思维能力;要锤炼过硬作风,发扬组织部门优良传统和作风,坚决落实中央八项规定精神,带头深入调查研究,扑下身子干实事、谋实招、求实效,力戒形式主义、官僚主义;永葆清廉本色,坚持知敬畏、存戒惧、守底线,自觉维护组织部门良好形象;通过加强对组工干部队伍本身的专业化培训、对口交流学习、岗位轮转等方式,不断提升组工干部队伍能力水平,提高组工工作的质效,以适应新时期干部队伍管理的要求。

第五节
典 型 案 例

抓牢关键少数,主动担当作为,坚决打赢疫情防控阻击战
——委属委管医院新冠肺炎疫情防控中层干部队伍群体画像

2020 年的新冠肺炎疫情是新中国成立以来我国遭遇的传播速度最快、感染范围最广、防控难度最大的重大突发公共卫生事件。疫情发生后,委属委管医院始终坚持以习近平总书记关于疫情防控工作重要指示精神为根本指引,坚决执行中央指导组和国家卫生健康委统一部署,全面发挥医院党委统筹指挥作用,抓牢"关键少数",由广大党员、干部带领群众抗击疫情、共克时艰,为全面打赢湖北保卫战、武汉保卫战、疫情防控阻击战提供了坚强保证。

一、党旗所指,让红色旗帜在疫情防控第一线高高飘扬

人民至上、生命至上,集中体现了中国人民深厚的仁爱传统和中国共产党人以人民为中心的价值追求。面对突如其来的严重疫情,346 支国家医疗队、4 万多名医务人员毅然驰援武汉一

线,舍生忘死、挽救生命。

医务工作者"疫"往无前,迅速出台"国家方案"指导一线,主动挑起重症和科研攻坚双线作战的大梁。编写新冠肺炎诊疗方案,支撑国家卫生健康委系列诊疗方案,并被翻译成多语言版本供疫情严重的国家参考;在《柳叶刀》《新英格兰医学杂志》等著名医学期刊上发表了治疗重症新冠肺炎的临床试验结果,首次对重症新冠肺炎患者排毒时间进行探讨,并提出死亡危险因素,向全球传递了中国声音、中国智慧、中国经验,为世界各国防控政策制定提供科学依据。这些研究成果被世界卫生组织(WHO)新型冠状病毒感染指南引用,为全球医务工作者提供重要依据。《新英格兰医学杂志》称其为"英雄般的研究工作"。

二、党有所令,让战斗堡垒作用和先锋模范作用彰显在抗疫最前沿

国家援鄂医疗队成立临时党支部,始终让党旗在抗疫一线高高飘扬。"我是党员"让医疗队的队员坚持坚守。各医院牢牢抓住支部建设这条主线不放松,充分发挥党支部战斗堡垒作用和党员先锋模范作用,汇聚起抗击疫情的中坚力量。医院党委以人民健康为中心,明确提出"一线在哪里,党组织就建设在哪里"等五个"在哪里"的工作目标。日常的党员教育升华、丰富了他们"与国家同舟,与人民共济"的党性意识和家国情怀,对党忠诚,对人民负责,成为医院广大党员的行动自觉。在疫情防控主阵地上,有主动担当第一例妊娠合并高度疑似新冠病毒孕妇手术的党总支书记;有感染新冠痊愈后立刻归队投入战斗的党支部书记;有执行援疆任务休假中,主动请战,与妻子同赴一线的普通党员。

在疫情防控工作中,各医院组织开展多层次、多形式的弘扬抗疫精神主题活动,组织支援武汉、支援公卫中心的医疗队员在各党支部联合开展主题党日活动,分享一线医务人员以实际行动生动诠释"敬佑生命、救死扶伤、甘于奉献、大爱无疆"的职业精神;开展表彰活动,鼓励队员们把不怕困难、不畏生死的抗

疫精神带到平时的工作中,更好地服务患者;策划抗疫专题活动,以 TED 演讲、情景剧、诗朗诵等方式重现抗疫过程中的感人事迹,引领医院职工以更加坚定的信心、更加顽强的意志、更加务实的作风坚决打赢疫情防控的人民战争、总体战、阻击战,让"党员先上"成为新时代党员新风尚。

三、党有号召,让合力攻坚和众志成城书写在疫情防控的先锋榜上

有的医院积极探索"一种模式、两套体系、四个结合"的防控思路,促进党建业务深度融合。一是"双轨制"运行模式保障人民群众健康需求。二是传统医疗和互联网医院并行构建新型服务体系。三是"四个结合"创新举措精准提升疫情防控水平,即在线与在位结合,助推远程医疗服务体系新升级;前方与后方结合,支持保障助推新冠肺炎患者救治新突破;身体与心理结合,四位一体助推疫情防控医疗服务新举措;研究与抗疫结合,科技攻关助推疫情防控新思路。

还有医院党委坚持以习近平新时代中国特色社会主义思想为指导,全面落实联防联控措施,将群防群治进行到底,汇聚起众志成城、万众一心的强大力量。一是全员培训,防控知识人人过关。二是干部下沉,分片包干强化责任。三是青春志愿,团员青年积极行动。四是严抓落实,纪委办、监察办公室和督查委员会提供纪律保障。五是关心爱护全院职工,落实津贴慰问与生活保障,特别是对于奋战在疫情防控一线医护人员和援鄂医疗队队员,实现分片包干全覆盖、登记排查全方位、服务关爱全周期,采取有力措施帮助他们解除后顾之忧。

面对突如其来的新冠肺炎疫情,委属委管医院同全国同行一道展现出的卫生速度、卫生效率、卫生力量,感动中国。简短的文字挂一漏万,写不完全国医务人员白衣执甲、逆行出征的职业责任,写不全医务人员专业敬业、舍生忘死的职业担当,写不尽医务人员坚守初心、全力以赴的职业坚守。在委属委管医院党委的坚强领导下,医院充分发挥了抗疫斗争的中流砥柱作

用;教学人员坚守本职、关爱学生、抓住机遇、主动求变,发挥现代信息技术网络化、数字化和智能化的特点,开展线上线下相结合的教学辅导、心理疏导、毕业就业指导,改革教学与学习模式;科研人员迎难而上、争分夺秒,全力以赴开展应急科研攻关,为疫情防控提供坚强有力的科技支撑;管理人员担负起组织协调、防控宣传、志愿服务、物资保障等工作,不辞辛劳,同心协力、全力以赴,铸就了疫情防控的坚强后盾。委属委管医院始终以党性的旗帜为引领,将担当的情怀化利剑,在疫情面前不退缩,在艰难任务上不畏惧,与全国人民一道,书写着新时代医务工作者和共产党人的崇高篇章!

(姜洁　袁永庆　张星霞　王雪颖　陈茂勇)

参 考 文 献

[1] 李为民.现代医院管理:理论、方法与实践[M].北京:人民卫生出版社,2019.

[2] 王吉善,陈晓红,王圣友,等.医院等级评审的作用与可持续发展[J].中国卫生质量管理,2018,25(6):28-30.

[3] 朱洲.中国共产党干部队伍建设思想研究[D].北京:北京交通大学,2021.

[4] 彼得·诺斯豪斯.领导学:理论与实践[M].吴荣先,译.南京:江苏教育出版社,2022.

[5] 刘姣.从"中间"到"中坚":学校中层干部的现实困境与破解对策[J].中小学管理,2022,380(7):32-35.

[6] ANG HG,KOH MY,LEE J,et al.Development and preliminary validation of a leadership competency instrument for existing and emerging allied health professional leaders[J].BMC Health Serv Res,2016,16(1):64.

[7] 姜洁,唐绍军,曾利辉,等.新医改视野下医院管理队伍的专业化与职业化建设[J].四川医学,2015,36(2):129-134.

[8] 肖艳宇,英雯.国内外医院管理模式创新比较研究[J].科技创新导

报,2020,17(10):152-154.

[9] BÅÅTHE F,VON KNORRING M,ISAKSSON-RØ K.How hospital top managers reason about the central leadership task of balancing quality of patient care,economy and professionals' engagement:an interview study [J].Leadersh Health Serv(Bradf Engl),2022,ahead-of-print(ahead-of-print):e1-e8.

[10] HASKINS HEM,ROETS L.Nurse leadership:sustaining a culture of safety[J].Health SA Gesondheid,2022,27:e1-e8.

[11] KAKEMAM E,JANATIA,MOHAG HEGH B,et al.Developing competent public hospital managers:a qualitative study from Iran[J].International Journal of Workplace Health Management,2021,14(2):149-163.

[12] COSTASE N,KATARZYNA D,ANASTASIA H,et al.Competencies of hospital managers-a systematic scoping review[J].Front Public Health,2023,11:1130136.

[13] GORJI HA,NIKNAM N,GHAEDCHUKAMEI Z,et al.Evaluation of social accountability in hospital managers[J].J Educ Health Promot,2021,10(1):104.

[14] RAVAGHI H,BEYRANVAND T,MANNION R,et al.Effectiveness of training and educational programs for hospital managers:a systematic review[J].Health Serv Manage Res,2020,34(2):113-126.

[15] BHARDWAJ A.Alignment between physicians and hospital administrators:historical perspective and future directions[J].Hosp Pract(1995),2017,45(3):81-87.

[16] JAHROMI VK,TABATABAEE SS,ABDAR ZE,et al.Active listening:the key of successful communication in hospital managers[J].Electronic physician,2016,8(3):2123-2128.

[17] 陈天琪,黄晓光,郭文瀚,等.国外医院高级管理人才培养模式研究[J].国外医学(卫生经济分册),2015,32(4):158-161.

[18] MOLEFE M.Determinants of nurse turnover at a public hospital:the narratives of public hospital managers[J].Journal of Public Administration,2018,53(4):873-882.

［19］MERICLE J,HAUT C,JONES P.Promoting nurse manager professional well-being［J］.J Nurs Adm,2023,53（1）:47-56.

［20］KEYVANARA M,NAEM ESFAHANI M,BAHRAMI S,et al.Survey of an investigation of the relationship between emotional labor and job satisfaction among the executives and nursing managers of the teaching hospitals affiliated to Isfahan University of Medical Sciences［J］. Taḥhqīqāt-I Salāmat Dar Jāmi'Ah,2015,1（2）:47-54.

［21］GOURZOULIDIS G,KONTODIMOPOULOS N,KASTANIOTI C,et al.Do self-perceptions of emotional intelligence predict health-related quality of life? A case study in hospital managers in Greece［J］.Glob J Health Sci,2014,7（1）:210-219.

［22］GRACE MK,VANHEUVELEN JS.Occupational variation in burnout among medical staff:evidence for the stress of higher status［J］.Soc Sci Med,2019,232:199-208.

［23］华月影.提高医院中层干部执行力的几点建议［J］.中国中医药现代远程教育,2012,10（24）:130-131.

［24］张艳.浅谈如何提高医院中层干部的执行力［J］.人力资源管理,2016,123（12）:149-150.

［25］吴红燕,周崇臣,高静,等.提升医院中层干部执行力的策略［J］.中国农村卫生事业管理,2022,42（6）:405-407.

［26］李立群.提升医院职能部门中层干部执行力的思考［J］.江苏卫生事业管理,2020,31（11）:1517-1520.

［27］朱明明.医院行政职能部门中层干部执行力探讨——基于对安徽某医院的问卷调查［J］.人力资源管理,2016,121（10）:230-231.

［28］黄海红,郑宁,朱燕刚.医院中层干部队伍执行力的问题与提升策略［J］.解放军医院管理杂志,2014,21（12）:1154-1155.

［29］白昊.医院中层干部培训的现状与对策［J］.延安大学学报（医学科学版）,2020,18（3）:110-112.

［30］房玮,李雪,赵琨,等.公立医院管理干部培训需求调查［J］.经济师,2017,345（11）:248-250.

［31］徐倍.基于执行力模型的医院中层干部培训体系构建［J］.中国医

院,2015,19(2):56-58.

[32] 刘晶晶,宋智,隗铁夫.基于胜任力模型的医院管理干部培训体系研究[J].医院管理论坛,2016,33(3):28-30.

[33] 刘治君,章成,任勇,等.公立医院中层干部胜任力培训体系构建与实践[J].中国卫生质量管理,2022,29(4):99-103.

[34] 李翠,马洁.基于公立医院高质量发展视角下的中层干部管理探索与思考[J].中国卫生标准管理,2023,14(6):58-61.

[35] 金红岩,樊天赐.医院青年管理干部规范化培训的实践与思考[J].江苏卫生事业管理,2019,30(10):1346-1349.

[36] 刘鹏,王杰宁,成就,等.医院专业型青年后备干部管理能力培养的实践[J].中医药管理杂志,2023,31(6):229-231.

[37] 杜仁龙,秦晓强.基于柯氏模型的中层管理干部培训效果评价——以某三级甲等综合医院为例[J].经济师,2020,373(3):250-251.

[38] 欧阳明,林倩,于雅楠.三级综合医院行政职能部室中层干部考核指标体系的构建研究[J].中国卫生事业管理,2018,35(5):335-339.

[39] 郑立冬,李春霞,陈航.应用PDCA构建中层干部考核体系[J].中国卫生质量管理,2019,26(5):128-131.

[40] 冀术明,李宗恩,高雅,等.医院行政管理中层干部考核存在的问题与对策分析[J].中国医院,2023,27(5):69-71.

[41] 张惠琴,伦启华,陈春红.公立医院中层干部绩效考核评价体系的构建及应用[J].经济师,2018,355(9):258-259.

[42] 刘黔芳.某三级甲等专科医院管理干部绩效考核体系的构建和实施体会[J].经济师,2019,364(6):235-236.

[43] 董柏伟.BSC+KPI,构建医院考核新模式[J].人力资源,2022,503(2):128-129.

[44] 郭传骥,王卓非,路振宇.医院管理干部考核测评的实践与探索[J].现代医院管理,2013,11(3):51-53.

[45] 周蓉,杨亚萍.医院管理干部绩效考核体系的设计与应用[J].中国医院,2013,17(7):69-71.

[46] 范先群.全方位加强对干部的监督与管理[J].上海党史与党建,2015(7):38-39.

［47］李福忠,董少华.公立医院中层干部经济责任审计统筹安全和发展中的增值作用[J].现代审计与会计,2022(7):34-36.

［48］邹怡君,任静,张桂芬.公立医院纪检监察工作面临的问题及对策[J].管理观察,2019(22):195-196.

［49］陈新平,吴月红.公立医院领导干部经济责任审计评价体系存在的问题及对策[J].中国总会计师,2020(1):37-39.

［50］张淼云.组织内部中层领导干部经济责任审计资料清单确定方法对策探析——以 D 医院为例[J].审计与理财,2022(1):14-16.

［51］兰华东.大型医院中层领导干部经济责任审计实施路径探讨——基于平衡计分卡管理模型[J].航空财会,2021,3(3):80-82.

［52］刘振,黄姝娟.新时代大型公立医院干部档案管理的实践与思考[J].现代商贸工业,2022,43(19):124-125.

［53］吕慧萍.大数据时代医院干部档案管理变革的思考[J].办公室业务,2017,273(16):150-151.

［54］彭雪琴.医院干部廉政档案管理问题及对策[J].中国中医药现代远程教育,2018,16(3):40-41.

［55］高小平,戚学祥.基于政策文本的区块链技术发展趋势与区域差异研究[J].理论与改革,2019,230(6):114-129.

［56］田宇钦,李雪莹,胡文馨,等.事业单位领导人员管理制度发展现状及政策建议[J].人才资源开发,2022,470(11):39-40.

［57］翟晓磊,姜永平.新时代中国特色干部教育体系的历史变迁与发展前瞻——基于 7 份全国干部(教育)培训规划政策文本分析[J].中国延安干部学院学报,2022,15(1):129-136.

［58］唐诗宇.新时代加强领导干部考核的三维逻辑[J].党政干部学刊,2019(8):35-41.

［59］任社宣.人力资源社会保障部相关负责人就《事业单位工作人员考核规定》答记者问[N].中国组织人事报,2023-02-02(002).

［60］马丽.党的干部考核制度发展的五重维度[J].理论视野,2021,253(3):73-79.

［61］禹学垠.如何加强干部经常性管理监督[J].前线,2017(12):129-130.

［62］纪慧，王燕，葛海燕.加强公立医院干部监督管理［J］.党政论坛，2020（10）：41-42.

［63］王丹阳.新时代加强公立医院中层干部监督工作思考［J］.中国卫生产业，2019，16（15）：169-171.

［64］推进干部能上能下激励干部担当作为——中央组织部负责人就修订颁布《推进领导干部能上能下规定》答记者问［J］.党建研究，2022（10）：7-9.

第 二 章

公立医院中层干部的选拔任用

"为政之要,莫先乎人;成事之要,关键在人。"我们党历来高度重视选贤任能,始终把选人用人作为关系党和人民事业的关键性、根本性问题来抓。公立医院中层干部一般指医院内设机构负责人,是介于医院党政领导班子和班组长、职工之间的人员,被称为医院管理的"中枢系统"[1]。于上,是医院领导班子决策部署的执行者和推动者;于下,是基层一线工作人员的组织者和管理者。

公立医院是我国医疗服务体系的主体,中层干部队伍作为公立医院的核心骨干力量,是公立医院事业改革推进落实的重要抓手和基础保障。干部选拔任用是干部管理的入口环节,解决好"选什么人""如何选人"等核心问题,精准地选任服务医院发展战略的中层干部,科学地组建肩负医院战略实施任务的中层干部队伍,是干部工作的重点和难点。持续推进医院深化改革、全面提升医疗质量管理、不断推进公立医院高质量发展的关键在于选好用好中层干部。

第一节
我国领导干部选拔任用工作概述

一、我国干部选任制度的发展与演变

1. 新中国成立前领导干部选任制度 中华五千年文明的演进离不开制度的创新与发展,人才选拔制度是保证政权及其

制度运行的重要举措[2]。纵观几千年来的选人用人制度，原始竞选制、贵族世袭制、察举制、保举制、九品正中制、科举制等多种干部选任方式，在不同的历史时期发挥了各自的作用。其中，经历了 1 300 多年的科举制大体上体现出民主、公平、公开、公正、自由等一系列特点，突破了察举制小范围的人才选拔，选拔范围扩大到整个社会，无论考生处于何种身份，只要有学问、有才干便可报名参加考试，几乎不受任何条件限制。传统科举制合理的内核——"公开考试，平等竞争"的精神仍然具有恒久的借鉴意义[3]。

2. 新中国成立以来领导干部选任制度 新中国成立之后，经过历史的演变和政治经济体制改革的推进，我国党政领导干部选用制度趋于多元化，在始终坚持党的领导并强化党管干部原则的基础上，从干部委任制向探索实行委任制、选任制、聘任制和考任制等多元化选拔任用制度转变（表 2-1），呈现出不同的策略选择，党政领导干部选用工作逐渐开放、民主。

（1）委任制：委任制是一种自上而下的干部选拔方式。根据工作需要，由组织或者官员个人通过对下属人员的素质与工作业绩的了解，经过一定的法律程序直接选拔与任用相应职务的方式。

（2）选任制：选任制指按照有关法律与章程的规定，由各法人代表或者自然人自己，通过投票的方式直接选举与确定职务领导的一种干部任用制度。通常政府和人大的选用主要是通过法定程序进行选任。其特点是具有自主性、平等性、民主性。

（3）聘任制：聘任制是指用人单位或者上级主管部门通过一定的考察与选拔方式，采用合同的方式聘用干部，一般是专业性比较强的领导岗位。其特点是具有平等性、自愿性、时限性与法律性。

（4）考任制：考任制是根据统一标准，按照公开考试、择优录取的程序选用干部，通常用于公务员招考。

表 2-1　几种干部选任制度分析 [4-5]

比较维度	委任制	选任制	选用方式		
			聘任制	考任制	公选制
主体	当权者中的少数人或部门	利益相关者的多数人或代表	用人部门与专业部门	国家行政机关或专门的考试委员会	利益相关者的代表、专业部门、用人单位
客体	当权者自己熟悉的少数人	体系内的合格者或优秀者	体系内的合格者或优秀者	体系内外的合格者优秀者	体系内外的合格者或优秀者
内容	关系、业绩与能力	知识、学识、品德与能力	学识、业绩、关系与能力	业务能力、知识水平	知识、学识、品德与能力
目的	政治稳定与自主选贤相结合	唯才是用，打破个别人把持，系统内选优	唯才是用，打破个别人把持	自下而上，权力下放，唯才是用，系统内外选优	唯才是用，打破个别人把持，系统内外选优
方法	观察与考察	内部考试、组织考察与民意测验	基础考试与业务考察	公开选拔、任前测试、资格准入	公开考试、组织测评与民意测评
程序	推荐合适人选-比较-任用	公布职位-报名-比较选拔-公布结果-任用	公布职位-报名-考试-比较选择-聘任	公布条件-报名-考试-比较选择-录用	公布职位-报名-比较选拔-公布结果-任用

续表

比较维度	选用方式				
	委任制	选任制	聘任制	考任制	公选制
监督	领导班子,非独立	内部组织,非独立	内部组织,非独立	外部社会,独立	外部社会,独立
优点	专业、规范、简便、灵活、高效,便于统一管理	民主、公正合理,有利于政绩的合理评价	公正、规范、自主性、契约性、时限性	公开考试、平等竞争、择优录用,公平公正	公开程度高,参与范围广
缺点	范围狭小、封闭性,受领导意志影响,"人治"特征明显	时间成本长,选民意志真实性存疑,陪选现象突出	稳定性低,流动性大	难以考察综合能力,"高分低能""考试族"等现象	存在不确定性,用人与监督的不平衡性,拉票现象

（5）公选制：公选制包括公开选拔制度（以考为主、以推为辅）与公推公选制度（以推为主、以考为辅），指向一定范围内公开领导干部的职位与要求，公开选拔的程序、标准与时间，候选人根据自身条件进行自由选择报名，组织（人事）部门进行资格审查，合格者参与一定的笔试与面试等方式，考官根据候选人的表现与成绩进行评价，任用者依据考官评价结果与规定进行选择任用的一种方式。

3. 新时代领导干部选任制度 党的十八大以来，中国特色社会主义进入新时代。党的建设取得前所未有的新成就，习近平新时代中国特色社会主义思想成为党的指导思想，全面从严治党战略有效实施并向纵深发展，新时期党的组织路线得以确立，干部工作方针政策因时而立而兴，选人用人工作新情况、新问题、新探索、新经验层出不穷，以习近平同志为核心的党中央提出了一系列加强领导干部队伍建设的新思想、新理念、新要求，持续改进完善干部选拔任用制度。

2019 年，中共中央新修订的《党政领导干部选拔任用工作条例》作为党的干部工作与时俱进和改革创新的重要制度成果，是把好干部队伍入口、实现选准用对要求的重要制度保障。《党政领导干部选拔任用工作条例》把信念坚定、为民服务、勤政务实、敢于担当、清正廉洁的好干部标准落实到干部选拔任用工作中去，建立健全科学的干部选拔任用机制和监督管理机制，解决干部工作中的突出问题，建设高素质的党政领导干部队伍，保证党的理论、路线、方针、政策全面贯彻执行和中国特色社会主义事业顺利发展，具有十分重要的意义。在实际操作层面，《党政领导干部选拔任用工作条例》从选任原则、选任条件、选任流程等多个环节对选人用人进行系统设计和详细说明，对各级党委（党组）及其组织（人事）部门的选人用人工作规定了原则、严格了程序、明晰了纪律，是医院中层干部选任工作的纲领性文件，也是医院中层干部选拔任用的工作指南。

2015 年 6 月，中共中央办公厅印发《事业单位领导人员管理暂行规定》，2022 年 1 月进行修订并发布《事业单位领导人员管理规定》(本章简称《管理规定》)。《管理规定》针对近年巡视巡察发现问题,结合各地各部门的经验做法,对完善选拔任用工作提出具体要求,包括优化领导班子结构和功能、完善选拔任用方式、规范选拔任用程序、促进优秀人才脱颖而出等;同时,也对报批程序一并提出了要求,既体现事业为上、人事相宜,又落实从严把关要求。此外,《管理规定》对事业单位内设机构负责人选拔任用工作也作了规定,为规范事业单位内部选人用人制度提供遵循和依据。由于我国公立医院长期以来沿袭国家事业单位的行政管理模式,其干部选拔任用、监督考核等也多沿用事业单位内设机构负责人的管理方式,因此,《管理规定》也是公立医院中层干部选拔任用的重要参考和执行依据,为公立医院干部选任工作提出更为明确的指引。

2017 年 1 月,中央组织部、国家卫生计生委印发《公立医院领导人员管理暂行办法》,明确公立医院领导人员管理应注意体现公立医院公益性、服务性、专业性、技术性等特点,不简单套用党政领导干部管理模式,公道公平公正地对待、评价和使用领导人员,充分调动积极性、主动性、创造性,不断提高基本医疗卫生服务质量和水平。虽然该文件主要面向公立医院领导人员,但也为公立医院中层干部管理提供了重要的制度依据。

上述 3 个重要文件对我国党政领导干部和公立医院领导人员选拔任用的原则、条件及流程等作出了详细规定(表 2-2)。

4. 公立医院中层干部选拔任用的参考依据　干部队伍作为公立医院的核心骨干力量,是公立医院推进事业改革的重要抓手和基础保障。由于公立医院中层干部多属机构内部管理,因此并无专门针对此群体的国家级政策文件。

(1)上级制度文件是公立医院精准、科学选任中层干部的基本遵循和工作依据:《党政领导干部选拔任用工作条例》《事业单位领导人员管理规定》《公立医院领导人员管理暂行办法》对领导干部选拔任用工作的基本原则、选任标准、选任流程、管理监督、激励约束、问责追责等方面做出了详细规定,是公立医院精准、科学选任中层干部的基本遵循和工作依据。2017 年 7

表 2-2 干部选拔任用制度文件的对比

制度文件	《党政领导干部选拔任用工作条例》	《事业单位领导人员管理规定》	《公立医院领导人员管理暂行办法》
适用范围	党政领导干部	事业单位领导人员	公立医院领导人员
选任原则	①党管干部 ②德才兼备，以德为先，五湖四海，任人唯贤 ③事业为上，人岗相宜，人事相宜 ④公道正派，注重实绩，群众公认 ⑤民主集中制 ⑥依法依规办事	①党管干部，党管人才 ②德才兼备，以德为先，五湖四海，任人唯贤 ③事业为上，人岗相宜，人事相宜 ④注重实干担当和工作实绩，群众公认 ⑤分级分类管理 ⑥民主集中制 ⑦依规依法办事	①党管干部，党管人才 ②坚持德才兼备，以德为先 ③坚持依法依规办事 ④坚持从严管理监督与激励关怀相结合 ⑤注意体现公立医院公益性、服务性、专业性、技术性等特点，不简单套用党政领导干部管理模式
其他原则	注重发现和培养选拔优秀年轻干部，用好各年龄段干部。统筹做好培养选拔女干部、少数民族干部和党外干部工作	及时选优配强，优化年龄、经历等结构，增强领导班子整体功能	注重优化领导班子结构，增强班子整体功能 注意拓宽视野，打破身份等限制，吸引优秀人才
选任条件	信念坚定，为民服务，勤政务实，敢于担当，清正廉洁	思想政治素质好，理想信念坚定;组织领导能力强;专业素养好;创新意识强;事业心和责任感强;正确行使	具有较高的思想政治素质;具有胜任岗位职责所必需的专业知识和职业素养;具有较强的组织领导和沟通协

续表

制度文件	《党政领导干部选拔任用工作条例》	《事业单位领导人员管理规定》	《公立医院领导人员管理暂行办法》
选任条件		职权。公立医院领导人员应当坚持为人民健康服务的方向,有适应医院高质量发展的先进管理理念和实践经验	调能力;具有强烈的事业心和责任感;具有良好的品行修养,职业修养
基本资格	①工作经历:提任县处级领导职务的,应当具有五年以上工龄和两年以上基层工作经历。提任县处级以上领导职务的,一般应当具有在下一级两个以上职位任职的经历。提任县处级以上领导职务,由副职提任正职的,应当任副职两年以上;由下级正职提任上级副职的,应当任下级正职岗位工作三年以上 ②文化程度:一般应当具有大学专科以上文化程度,其中厅局级以上领导干部一般应当具有大学本科以上文化程度	①文化程度:一般应当具有大学本科以上文化程度 ②工作经历:提任六级以上管理岗位领导职务的,一般应当具有5年以上工作经历。从管理岗位领导职务副职提任正职的,应当具有在下级正职岗位,应当具有下级正职岗位工作2年以上任职经历;从下级正职岗位提任上级副职的,应当具有下级正职岗位工作3年以上任职经历 ③专业背景:主要以专业技术为面向社会提供公益服务的事业单位领导班子行政正职,分管业务工作的副职一般应当具有从事本行业专业工作的经历	①文化程度:一般应当具有大学本科以上文化程度 ②工作经历:具有5年以上医疗卫生工作经历或者其他领域管理工作经历。其中,担任三级医院领导人员的,一般应当具有10年以上工作经历。从副职提任正职的,一般应当具有副职岗位两年以上任职经历;从下级正职岗位提任上级副职的,一般应当具有下级正职岗位3年以上任职经历 ③职业化培训:医院行政领导人员应当经过国家认可的医院长职业化培训

制度文件	《党政领导干部选拔任用工作条例》	《事业单位领导人员管理规定》	《公立医院领导人员管理暂行办法》
基本资格	③专业化培训:应当经过党校(行政学院)、干部学院或者组织(人事)部门认可的其他培训机构的培训,培训时间达到干部教育培训的有关规定要求 ④身体素质:具有正常履行职责的身体条件 ⑤合法合规:符合有关法律规定的资格要求	④身体素质:具有正常履行职责的身体条件 ⑤合法合规:符合有关党内法规、法律法规和行业主管部门规定的其他任职资格要求	④身体素质:具有正常履行职责的身体条件 ⑤合法合规:符合有关党内法规、法律法规和行业主管部门规定的其他任职资格要求 ⑥职务和管理经验:医、药、护、技等专业技术人员直接提任领导人员的,应当具有相应的专业技术职务和一定的管理工作经历
选任视野	党政领导干部可以从党政机关选拔任用,也可以从党政机关以外选拔任用	一般采取本单位内部推选、外部选派方式进行。根据行业特点和工作需要,可以采取竞争(聘)上岗,公开选拔(聘)、委托相关机构遴选等方式产生人选	院长和分管医疗、科研、教学等相关业务工作的副院长一般应当从医疗卫生领域选拔
选任流程	分析研判和动议→民主推荐→考察→讨论决定→任职	参照《党政领导干部选拔任用工作条例》及有关规定,结合事业单位实际确定	主管机关(部门)党委(党组)或者组织(人事)部门按照干部管理权限,根据工作需要和领导班子建设实际提

续表

制度文件	《党政领导干部选拔任用工作条例》	《事业单位领导人员管理规定》	《公立医院领导人员管理暂行办法》
选任流程			出选拔任用工作启动意见，任综合研判，充分酝酿的基础上形成工作方案，并按照组织考察、会议决定等有关程序和要求认真组织实施
任用方式	党政领导职务实行选任制、委任制，部分专业性较强的领导职务可以实行聘任制	区别不同情况实行选任制、委任制、聘任制。对行政领导人员，结合行业特点和单位实际，逐步加大聘任制推行力度	任用公立医院领导人员，区别不同情况实行选任制、委任制、聘任制。对行政领导人员，加大聘任制推行力度。在条件成熟的医院，可以对行政领导人员全部实行聘任制。通过公开选拔（聘）等方式产生的领导人员，一般应当实行聘任制
其他干部选任相关制度	任职前公示制度；任职试用期制度；任职谈话制度；交流制度；任职回避制度；辞职制度	任职前公示制度；任职试用期制度；任期制；任期目标责任制；回避制度；考核评价制度；收入分配制度；容错纠错机制	任职前公示制度；任职试用期制度；任期制；任期目标责任制；考核评价制度；交流制度；收入分配制度；培养教育制度；退出机制；辞职制度；容错纠错机制

月印发的《国务院办公厅关于建立现代医院管理制度的指导意见》明确提出了公立医院党委负责内部组织机构负责人即中层干部的选拔任用;2018年6月,中共中央办公厅印发《关于加强公立医院党的建设工作的意见》,明确坚持党管干部原则,按照干部管理权限领导医院干部的选拔任用工作,这是国家完善现代医院管理制度、深化公立医院改革的重大举措[1]。上述相关制度是公立医院中层干部选任的指导性文件。

（2）公立医院高质量发展是精准、科学选任中层干部工作的出发点和落脚点:党的二十大报告提出,"高质量发展是全面建设社会主义现代化国家的首要任务",同时对新时代新征程健康中国建设作出战略性谋划,要着力坚定发展信心、增强斗争精神、推进高质量发展、促进健康公平可及。人民健康是民族昌盛和国家强盛的重要标志,要实现高质量发展,必须要有人民健康,而公立医院高质量发展就是其中的重要一环。加快推进公立医院高质量发展,离不开高素质的人才队伍建设。2021年6月,《国务院办公厅关于推动公立医院高质量发展的意见》强调坚持党管干部原则,明确提出医院党委要按照干部选拔任用有关规定,制定实施医院内部组织机构负责人选拔任用具体办法,对公立医院中层干部选拔任用制度化、规范化提出了明确要求。医院中层干部是促进医院发展战略实现、推动医院高质量发展的中坚力量,因此,医院中层干部选任工作要服从和服务于医院发展战略大局。选优配强医院中层领导班子、优化中层干部结构组成、提高中层干部综合能力是实现医院发展战略和公立医院高质量发展的内在要求。

综上所述,公立医院中层干部选任需要按照干部选拔任用有关规定,充分结合医疗卫生行业特点和医院实际情况,探索构建符合高质量发展实际的公立医院选人用人体系,树立良好的选人用人风气,并对中层干部选任的正确导向予以长期坚持[6-7]。在制度化、规范化、标准化、行业化的前提下制定适用于公立医院自身发展需求的中层干部选拔任用制度体系是卫生健康事业顺应时代发展的新要求,对深化公立医院综合改革、全面实施健康中国战略具有理论和现实意义。

二、公立医院中层干部管理权限

干部管理权限指中央和地方政府各级党委管理干部的职权范围和责任范围。明确干部管理权限,解决好"谁来选人"的问题,是干部选拔任用工作的第一步。党管干部始终是我们党干部工作的根本原则。随着历史条件的不断变化,党的干部管理体制也得到了不断发展和完善,建立起在中共中央及各级党委组织部门统一领导、统一管理下的分部、分级的管理体制[2]。①分部管理,即按工作需要将全体干部分类,在中共中央及各级党委组织部门的统一领导下,由各部门分别进行管理;②分级管理,即由中共中央及各级党委分工管理各级干部的制度。

《国务院办公厅关于建立现代医院管理制度的指导意见》明确公立医院行使内部的人事管理、机构设置、中层干部聘任等权力清单,公立医院党委讨论决定医院内部组织机构的设置及其负责人的选拔任用,充分发挥其领导核心作用[6]。但目前由于我国公立医院管理体制不同,故而中层干部管理权限也不尽相同。以高校附属医院为例,虽多呈现出"大学-医学院-附属医院"的高校附属医院管理体制[8],但由于对中层干部的定义缺乏统一标准、各医院隶属大学行政级别不同等原因,医院内部治理体系中干部任免权限并不一致[9-10]。

2013年11月,党的十八届三中全会通过《中共中央关于全面深化改革若干重大问题的决定》,将公立医院法人化和民营化改革纳入到事业单位去行政化改革的总体框架之中[7],公立医院去行政化不仅是取消医院外部的行政级别,更重要的是变革医院内部的管理体制[11]。随着公立医院去行政化推行,其内设机构负责人取消行政级别,在机构设置和干部选任上更具灵活性。

实际运行中,部分公立医院的中层干部属于党政领导干部,仍具有明确的行政级别(如:正处或副处级干部),干部管理权限归属一般在地方政府组织部门或行业主管部门,在中层干部的选拔任用标准及程序方面须符合《党政领导干部选拔任用工作条例》规定,岗位及职数需要干部管理单位批准;部分医院处级干部由隶属大学任免,科级干部的人事决定和任免权由医院党委负责,职数设置报请学校审批或备案。以职能部处干部为例,来自全国部分三甲综合性公立医院的调研数据显示,正职干部级别有正处级、副处级、正科级等级别,部处副职有副处级、正科级、副科级和无级别等情况,具体如表2-3。

表2-3　部分三甲公立医院职能部处干部级别情况

医院编号	职能部处干部职数及级别	
	部处正职	部处副职
A 医院	正处(29 个)	副处(41 个)
B 医院	正处(16 个)	副处(40 个)
C 医院	副处(34 个)	科级职数医院报请学校备案
D 医院	副处(39 个)	正科(60~70 个)
E 医院	正科	副科
F 医院	副处(14 个)	医院自设
G 医院	副处(15 个)	正科

部分公立医院内设机构中层干部无行政级别,由医院自行建立内部干部管理体系,干部管理权限归属公立医院党委,一般由医院党委制定相关选任标准及程序,岗位、职数设置、选任条件及选任程序等相对灵活,医院党委对选人用人工作负责。

综上,由于医院类型、干部类别、干部级别等各不相同,中层干部管理权限大致可归纳为图2-1所示的几种情况。

虽然公立医院中层干部的管理权限、干部级别、选任程序和标准等方面不完全一致,但均以党管干部为基本原则,强调并保证党组织在干部选用工作中的主体地位和主导作用,强化党组织在干部选拔任用中的把关责任。

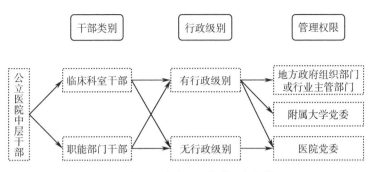

图2-1 公立医院中层干部管理权限梳理

第二节
公立医院中层干部选拔任用标准

"选什么人"事关干部选任工作的导向。用人标准历来是选人用人的要害所在,是选人用人政治生态的风向标,因此是干部工作的核心环节。选任什么样的干部,不仅决定着公立医院改革发展的进程,也关系着国家战略的落地质量。

一、我国领导干部选任标准的演变

在党的百年历程中,伴随政治情境的变化,党的战略重心和政治路线调整,干部选拔标准也发生相应变化。革命时期,党提出"才德兼备""任人唯贤"的干部选拔标准;建设时期,执政党围绕执政和计划体制明确"又红又专"、分级分部的干部路线;改革开放以来,随着党和国家战略任务的调整,干部"四化"、分类管理、后备干部建设等相继展开,干部选拔的公开性、竞争性和民主性等也得到广泛尝试;新时代以来,"好干部"标准的提出推动组织把关权力的强化和干部政治能力的重视,干部选任制度的阶段性变迁逻辑十分清晰[12]。现阶段,《党政领导干部选拔任用工作条例》等政策文件对干部选任的基本原则、任职条件、基本资格等提出了全面具体的要求(表2-2),为公立医院中层干部选拔任用指明了方向。

党的二十大报告明确提出建设堪当民族复兴重任的高素质干部队伍,要坚持党管干部原则,坚持德才兼备、以德为先、五湖四海、任人唯贤,把新时代好干部标准落到实处;树立选人用人正确导向,选拔忠诚干净担当的高素质专业化干部,选优配强各级领导班子;坚持把政治标准放在首位,做深做实干部政治素质考察,突出把好政治关、廉洁关。2023 年 6 月,全国组织工作会议也明确指出要树立鲜明用人导向,坚持以正确用人导向引领干事创业导向,把好选人用人关,注重选拔政治上绝对可靠、对党绝对忠诚的干部,坚决不用政治上的"两面人";注重选拔知重负重、开拓奋进、关键时刻能扛硬活打硬仗的干部,坚决不用不敢担当、不愿负责、关键时刻临阵退缩的人;注重选拔具有顽强斗争精神、过硬斗争本领、经受重大斗争考验的干部,坚决不用在斗争面前明哲保身、爱惜羽毛、左右摇摆、骑墙观望的人;注重选拔严守纪律和规矩、自觉践行"三严三实"要求的干部,坚决不用华而不实、投机取巧、以权谋私的人。党和国家对领导干部的要求和规定是公立医院中层干部选拔任用的重要指引和参考依据。

二、公立医院中层干部选任岗位要求

根据我国干部选拔任用始终坚持并发展"任人唯贤"的干部路线和"德才兼备、以德为先"的干部标准,政治素质和专业能力是干部选用的两条主要标准[12]。公立医院中层干部的选任也必当通过重视政治素质考察以确保干部队伍坚定维护党的执政地位,贯彻执行党的路线政策;通过重视专业能力测试以确保干部队伍具备较高的知识水平、工作能力和担当精神,促进公立医院高质量发展,全力推进健康中国战略各项重点任务。在专业能力方面,公立医院中层干部往往具有技术专家与管理骨干的双重身份,如高校附属医院临床/医技科室干部不仅肩负组织和领导全科人员完成医疗、教学和科研等重要任务,还肩负人才培养、学科建设等重要职责,这就要求公立医院中层干部不仅要有过硬的专业技能,还要有丰富的管理经验,不仅要成为本领域业务方面的骨干、专家,成为"专才",还应当是管理协调等其他综合能力方面的熟手、行家,成为"通才"。基于干部选任的基本原则和新时代党和国家对干部队伍的要求和标准,公立医院在中层干部选任标准上也做了诸多探索,充分结合岗位需求,综合考虑干部的岗位胜任力,力求"人岗相适""人尽其才"。

1. 公立医院中层干部岗位胜任力研究　根据管理职能,我国公立医院中层干部可以进一步细分为临床/医技科室中层干部(如临床/医技科室主任、副主任和护士长)[13]、职能部门中层干部(如各职能部处的管理人员)和其他内设机构负责人(如科研所室、教研室负责人等)。对于不同序列内的不同管理岗位,需根据岗位需求确定选任标准,差异化选配具备不同能力、素养的管理人员,从而在中层干部选任工作中做到"人岗相适"。国内研究者基于分级分类管理的原则,从岗位胜任力入手,对临床科室主任、医疗技术管理干部、护士长、行政后勤管理干部等不同类型干部岗位的要求做了一系列探索(表2-4),为公立医院中层干部的选拔、培养、考核等提供了重要依据。

表 2-4　医院中层干部岗位选任要求

管理岗位	研究维度	岗位要求
临床科室主任	管理决策、创新与竞争、个人特质、知识技能、人际发展及科室建设与发展[14]	12 个管理岗位共性能力:领导能力、组织归纳、识人用人、灵活创新、竞争能力、个人道德修养、自我管理、自我激励、学习能力、关系建立、继承能力、团队领导 4 个医疗卫生行业特性能力:医疗技术、科研能力、医患沟通、学科建设
	专业技能、管理能力、人文素质和个性品质[15]	20 个管理岗位共性能力:解决疑难重症、培养他人、创新力、外语能力、全局观念、应急处理、监督控制、沟通协调能力、团队领导力、外部资源获取、感召力、人际交往、团队合作、适应性、进取心、自信、执行力、前瞻力、成就导向、自律 4 个医疗卫生行业特性能力:医疗实践、学术发展、科室营运、医德医风

管理岗位	研究维度	岗位要求
临床科室主任	专业能力、管理技能、个人特质、人际关系[16]	16个管理岗位共性能力：专业知识与技能、创新能力、学习能力、系统思维、关注质量和秩序、团队建设、公平公正、决策力、培养人才、指导与监督、经营能力、责任感、成就导向、影响力、人际洞察力、关系建立 1个医疗卫生行业特性能力：医学人文素养
护士长	成就特征、服务特征、管理特征、认知特征、个人特质[17]	10个管理岗位共性能力：竞争意识、关注质量和秩序、服务意识、管理组织文化、团队领导、决策能力、分析性思维、自信、公平公正、自我控制 1个医疗卫生行业特性能力：相关知识和技术专长
	知识、技能、素质[18]	10个管理岗位共性能力：团队建设、组织协调、决策能力、沟通能力、应急处理能力、计划和执行能力、关注质量和秩序的能力、人文关怀能力、培训指导能力、个人专业发展和研究能力 1个医疗卫生行业特性能力：专业护理实践能力
	临床管理能力、团队影响能力、个人性格特质[19]	18个管理岗位共性能力：自律、诚实公正、敬业奉献、学习与创新、包容心、计划制定和推行、关注质量与秩序、督导能力、问题解决能力、主动性、执行力、授权、沟通协调能力、服务意识、专业技能培养、责任心培养、激励、统率作用 1个医疗卫生行业特性能力：护理知识和技能
医技管理岗位	政治品德与个人特质、业务与管理能力、综合能力与素质[20]	24个管理岗位共性能力：大局意识、敬业奉献、敢于担当、公道正派、以身则则、工作主动性、责任心、学习能力、创新能力、合作意识、工作务实、现代管理知识、经验积累、领导艺术、战略与前瞻意识、计划制定与执行、

续表

管理岗位	研究维度	岗位要求
医技管理岗位	政治品德与个人特质、业务与管理能力、综合能力与素质[20]	对工作的适应性、对问题的分析解决能力、对突发状况的应变能力、人才培养与队伍建设、善于分权与授权、凝聚团队能力、统筹协调能力、人际沟通能力 4个医疗卫生行业特性能力:廉洁行医、科研能力、临床专业技能、推动学科发展能力
行政管理岗位	知识结构、管理能力、目标追求与创新、个人特质[21]	21个管理岗位共性能力:管理类基础知识、各项相关政策知识、党的理论知识、决策能力、组织能力、冲突管理能力、突发事件处理能力、沟通能力、执行力、人际洞察能力、创新能力、善于激励他人、竞争意识、成就导向、求知欲、自我控制力、诚信正直、责任感、服务意识、奉献精神、安全保密 1个医疗卫生行业特性能力:医学基础知识
	政治品德、个人特质、管理能力、逻辑思维、专业素养[22]	27个管理岗位共性能力:廉洁从政、大局意识、敢于担当、以身作则、公道正派、敬业奉献、责任心、工作务实、合作意识、工作主动性、学习能力、创新能力、凝聚团队能力、统筹协调能力、人际沟通能力、注重科室人员能力培养、善于分权与授权、对问题的分析解决能力、对突发状况的应变能力、计划制定与执行、对工作的适应性、战略与前瞻意识、服务意识、政策解读与应用、语言及文字表达能力、领导艺术、经验积累 1个医疗卫生行业特性能力:现代医院管理知识

2. 公立医院中层干部队伍建设研究 精准、科学选人用人,不仅要考虑干部个人能力与岗位的匹配度,更要把握全局观念,注重中层干部队伍的整体情况,充分认识到干部选任是一项战略性系统工程。严格落实《党政领导干部选拔任用工作条

例》要求,在符合干部选拔任用标准和基本条件的限定基础上,结合医院工作实际需要,注重干部队伍的年龄结构、学历结构、专业技术结构等总体情况[23],对于临床/医技科室,还要统筹考虑学科建设、亚专业发展等长远问题。因此,在干部选任中要注重中层班子结构的优化,统筹考虑人才结构要素、功能要素和制约要素,在中层干部班子建设上兼顾亚专业分布,年龄梯度及干部的经历、学历、职称、性别、民族、党派等因素(表2-5),优化干部队伍结构并提高创新活力,保证中层干部队伍后继有人和可持续发展。

表2-5 公立医院中层领导班子结构模型要素参考表

结构模型	项目要素	类别要素		备注
基本结构	年龄结构	40岁以下		
		41~45岁		
		46~50岁		
		51~55岁		
		56岁以上		可能任不满一届
	性别结构	男性干部		
		女性干部		
	党派结构	党内干部		
		党外干部		
	民族结构	汉族干部		
		少数民族干部		
功能结构	学历结构	博士研究生		
		硕士研究生		
		大学本科及以下		
	专业知识结构	临床/医技科室干部	临床专业	
		护理序列干部	护理专业	

续表

结构模型	项目要素	类别要素		备注
功能结构	专业知识结构	职能部门序列干部	临床专业	
			护理专业	
			公共卫生	
			生物医药	
			管理科学	
			政治法律	
			公共管理	
			其他专业	
	能力结构	医疗序列干部	医疗管理	含医疗主任
		教学序列干部	教学管理	含教学主任
		科研序列干部	科研管理	含科研主任
		护理序列干部	护理管理	含病房护士长
		综合能力	战略思维	
			组织协调	
			调查研究	
			开拓创新	
			应急处置	
			群众工作	
			业务工作	
	经验结构	临床/医技主任	临床/医技副职工作经验	
		职能部门正职	职能部门副职工作经验	
		职能部门副职	职能部门科级干部工作经验	

结构模型	项目要素	类别要素		备注
功能结构	经验结构	同等条件下优先考虑	急难险重工作经验	
			艰苦环境工作经验	
			管理后备人才经历	
			多岗位工作经验	
	个性气质	研究型		
		常规型		
		艺术型		
		现实型		
		社会型		
		企业型		
	来源结构	内部成长		
		外部交流		
制约条件	任职回避要求	党政正职		
		亲属关系		
	干部交流要求	在同一岗位任职满 10 年的		
		达到两个任期，不再推荐、提名或任命担任同一职务的		
		在同一岗位上任职较长应进行交流的		
		缺少基层工作经验或岗位经历单一的		

第三节
公立医院中层干部选拔任用流程

"怎么选人"事关干部选任工作的质量。如何选人、是谁来选人、选什么人的实现路径和具体保障,决定着干部选任工作的质量和水平。干部选拔任用流程是"怎么选人"的具体方案,是促使干部选拔任用落地见效的行为化和具体化。各公立医院结合上级文件要求和医院自身实际,持续探索中层干部选拔任用机制体制,逐渐呈现出百花齐放、多元并存的现况。

一、公立医院中层干部选任探索与实践

公立医院中层干部属于内设机构负责人,关于其选任尚未形成统一规范的制度性文件,在实际操作中具有一定的灵活性和自主性,一方面不同级别、类型的公立医院在中层干部选拔任用中采用不同的方式,另一方面同一医院不同时期根据政策要求和实际需要也可能采用不同的方式。

不同公立医院采取了公开选拔、竞争(聘)上岗、党委直接任命等多种形式选拔院内中层干部。如某医院于1999年即开始实行干部公开选拔,2009年开始对医院科级干部实行任期制;《党政领导干部选拔任用工作条例》实施之后,该院党委按照要求,在干部选拔上实行公开选拔、竞争上岗、推荐选拔等多种形式[24]。某医院经医院党委整体策划、细化程序、分步实施、环环把关,探索、实践并总结了一套符合医院实际、科学规范、系统全面、简便易行、行之有效的公立医院中层干部换届选任标准化模式[8],临床科室、医技科室和职能部门全部岗位均采用竞争性选拔的方式。某医院制定《2022年干部换届调整实施方案》,结合医院工作实际,在院内采用竞争(聘)上岗的方式选任学科建设部门副职岗位。某市医院不断探索建立和完善医院中层干部公开竞聘选拔任用机制,采取公开竞选的方式选拔干部[25]。某医院制定的《中层干部选拔任用规定》明确指出:"干部选拔形式主要包括直接任命、连任、竞聘、轮岗和党支部

书记兼任行政职务五种。党委根据现职干部过去一个任期的考核结果,综合干部的年龄、学历、职称等情况,分别确定各科室和部门的干部选拔方式。"此外,该医院针对引进人才制定了《作为人才引进的干部任命管理办法》,针对关键岗位制定了《中层干部轮岗制度》[26]。某市中心医院根据上级文件精神和相关规定,将各个工作环节予以重新梳理并整合,参照党政领导干部选拔任用方式,建立了新任中层干部选拔流程,按照动议、民主推荐、组织考察、讨论决定等程序执行[27]。

　　综上,公立医院中层干部选拔任用具体实践中呈现出形式多样、多元并存的现状,以组织选拔、竞争(聘)上岗和公开选拔(聘)较为常见,其中竞争(聘)上岗和公开选拔(聘)均为竞争性选拔,几种主要选拔方式的对比详见表2-6。新修订的《党政领导干部选拔任用工作条例》对"公开选拔、竞争上岗"进行重新定位,由原来"党政领导干部选拔任用的方式之一"调整为"产生人选的一种方式",不再单列为一章,而将其仅作为产生人选的一种方式,这对公立医院中层干部选拔方式也是一种指引和导向。公立医院中层干部选拔任用体系的建立和完善是一项长期的系统工程,既要遵循上级政策制度要求,又要立足于公立医院高质量发展的内在需求而持续完善。

表 2-6　公立医院中层干部主要选拔方式的对比

选拔方式	选任流程	适用原则	特点
组织选拔	分析研判和动议→民主推荐→考察→讨论决定→任职	党政机关工作人员主要采取组织选拔方式	1. 制度完善,适用范围广,程序更成熟稳定 2. 有利于综合考察干部、顺利实现组织意图,能够切实保证党管干部原则的落实,能够顺利将视野内符合职位要求的人选选拔出来 3. 权力的集中有利于统一指挥和政令畅通

续表

选拔方式	选任流程	适用原则	特点
竞争（聘）上岗	公布职位与要求→报名与资格审查→竞聘，比选择优→组织考察→党委讨论决定→任职	领导职位出现空缺，本单位本系统符合资格条件人数较多且需要进一步比选择优的，可以通过竞争上岗产生人选。公开选拔、竞争上岗一般适用于副职领导职位	1. 选人用人的视野更宽，能够更大程度地打破身份、地域、资历等限制，吸纳组织视野外的人才进入干部队伍 2. 领导干部本人主动参与竞争，能够在比较中实现优中选适
公开选拔（聘）		领导职位出现空缺且本地区本部门没有合适人选的，特别是需要补充紧缺专业人才或者配备结构需要干部的，可以通过公开选拔产生人选；公开选拔、竞争上岗一般适用于副职领导职位	1. 识人察人的方法更丰富，应用考试、测评等多种方式评价干部能力，使得识人察人的准确性更高 2. 参与选拔的人员范围更广

二、公立医院中层干部组织选拔流程

组织选拔指党委（党组）及组织（人事）部门按照干部管理权限开展的，有别于竞争（聘）上岗、公开选拔（聘）、委托相关机构遴选方式，采取民主推荐、组织考察等方法和程序进行的选拔方式。一般包含分析研判与动议、民主推荐、考察、讨论决定和任职等环节。以下为某公立医院组织选拔的具体参考流程[27]（图 2-2）。

1. **分析研判与动议**　组织（人事）部门深化对干部的日常了解，坚持知事识人，把功夫下在平时，全方位、多角度、近距离了解干部，对干部队伍进行综合分析研判，为党委（党组）选人用人提供依据和参考。党委（党组）或者组织（人事）部门根据工作需要和领导班子建设实际，结合综合分析研判情况，提出启动干部选拔任用工作意见。

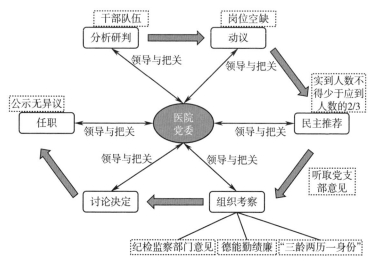

图 2-2 中层干部组织选拔任用工作流程示例[27]

医院可根据当前医院发展、科室建设和岗位设置等情况,由院党委会研究决定选拔工作方案,确定选拔职位、范围、条件、方式、程序等事项,并以适当方式公布。根据全院科室架构和人员分布隶属关系,组织统计选拔岗位空缺情况,确定正式在编人员数、核定中层岗位数、已聘任中层数,并根据选拔条件确定人选产生范围,列出此范围内的人员,作为初步推荐人员。

2. **民主推荐** 民主推荐包括谈话调研推荐和会议推荐,两者无先后顺序要求,推荐结果是干部选拔任用的重要参考。

医院对符合条件的人员进行民主推荐。先进行谈话调研推荐,范围是医院全体党政领导班子成员、职能科室中层正职、选拔科室的科委会成员。根据谈话调研推荐情况、人岗相适要求和该干部的一贯表现,经医院党委会研究,差额提出会议推荐参考人选。随后进行会议推荐,其范围是医院全体党政领导班子成员、职能科室中层、选拔科室的全体正式在编员工。会议推荐的实到人数不少于应到会人数的 2/3。

3. **组织考察** 医院组织(人事)部门根据工作需要和干部德才条件,综合考虑人选的民主推荐、年度考核、一贯表现、人岗相适和个人履历等情况,并就人选的党风廉政情况听取纪检监察部门意见,经医院党委会研究,确定考察对象。民主推荐结果作为选拔任用的重要参考,不简单以推荐票取人,但群众公认度不高者不得列为考察对象。在与会议民主推荐相同范围内,组织(人事)部门组织人员对考察对象进行德、能、勤、绩、廉方面的民主测评,并进行考察谈话,听取科室分管领导、所在党组织、相关科室中层干部、职工代表的意见。注重考察政治品质、道德品行、工作实绩、作风、廉政等方面的情况。主要采取个别谈话、发放征求意见表、民主测评、审核"三龄两历一身份"(即年龄、工龄、党龄、学历、工作经历和干部身份)、开展个人有关重大事项报告、同考察对象面谈等方法进行。

4. 讨论决定 党委(党组)结合干部考察阶段情况,讨论决定拟任人选。

组织(人事)部门报告考察对象的考察情况,结合人岗相适要求,经医院党委会充分研究,讨论决定拟任人选。

5. 任职 按照要求,拟任人选公示 5 个工作日无异议后办理相关任职手续任职。

三、公立医院中层干部竞争性选拔流程

竞争性选拔是指党委(党组)及组织(人事)部门按照公开的标准、规则和程序,组织人选自愿报名或推荐报名,并由人选在选拔过程中直接进行竞争,差额产生拟任人选和候选人选的选拔方式[28]。竞争性选拔干部的方式主要有公开选拔和竞争(聘)上岗两种,两者既有共同特征,也有许多不同之处。一是两者适用范围不同:竞争(聘)上岗主要适用于机关内设机构厅局级正职以下领导职务的选拔和晋升,公开选拔主要适用于工作部门厅局级正职以下领导成员或者副调研员以上及其他相当职务层次的非领导职务人员的选拔和晋升。二是选拔干部的范围不同:竞争(聘)上岗在本单位或本系统进行,公开选拔则面向社会进行[29]。在公立医院中层干部选拔任用工作中,由于大部分公立医院中层干部无行政级别,两种选拔方式则仅存在选

拔干部范围不同这一点差异,选用流程一致,一般包含公布职位、资格条件、基本程序和方法→报名与资格审查,参加公开选拔者应当经所在单位同意→采取适当方式进行能力和素质测试、测评,综合研判,比选择优→组织考察,研究提出人选方案→党委讨论决定→履行任职手续等流程。

以某高校附属医院为例[22],在干部缺岗、连任岗位有竞聘者或不符合连任干部标准重新竞聘上岗的情况下,通过公开竞争的方式选拔任用中层干部,面向国内外公开竞聘拔尖人才,把更多德才兼备、群众拥护的优秀人才选用到科室领导岗位上。具体流程见图 2-3。

2015 年,某医院采取公开选拔方式,根据干部职数设置的具体情况,采取非定向推荐,要求同一科室 60% 以上职工参加民主推荐,20% 以上职工参加谈话调研,多层次、多角度听取干部、群众意见,掌握关键信息,确保识人用人得当,使评价结果更具客观性、科学性[30]。2018 年,某医院采取公开竞选的方式选拔干部,成立竞聘评审组现场打分,设定分数线,设定淘汰和竞争机制,多人竞争上岗的方式有效弥补了传统的委任制中缺乏竞争的缺点[25]。

某医院发展中心探索开展了市级医院的竞争性选拔工作,认为竞争性选拔不是岗位出现空缺时的临时措施,而是加强领导干部队伍建设的制度安排。市级医院开展竞争性选拔工作的要求较高,需要遵循一套完整规范的程序,这套程序应界定其启动条件[31],并总结出可以优先考虑采用竞争性选拔方式的几种情况:一是为改善领导班子结构需要集中选拔领导干部的;二是领导职位空缺而本单位无合适人选或者同时有若干名符合条件人选的;三是选拔岗位专业性较强或紧缺专业职位需要向社会公开招聘或竞聘的;四是上级党委及组织部门认为有必要开展竞争性选拔的[32]。在选拔阶段,考试设计可根据岗位特性,把发现问题、分析问题、解决问题的能力作为测试重点。面试阶段可引入结构化面试、情景模拟、无领导小组讨论等环节,增强考试的针对性和实用性。

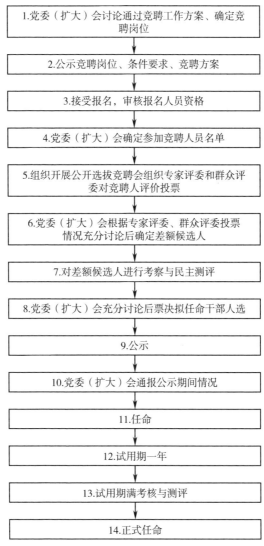

图 2-3 **干部公开竞聘流程图**[22]

综上,无论采取什么样的选拔方式,都需要坚持干部选拔的原则程序,同时要结合医疗卫生行业的特殊属性,顺应医学人才的培养规律,把善于管学科、管科室的两栖型人才选拔到管理岗位,为公立医院高质量发展提供组织保证。

第四节
公立医院中层干部选拔任用的不足与建议

一、公立医院中层干部选拔任用的不足

1. 选拔任用机制不够完善 公立医院中层干部属内设机构负责人,国家尚未出台专门针对中层干部选拔任用的政策文件,各公立医院主要依据《党政领导干部选拔任用工作条例》等文件自行拟定院内中层干部选拔任用工作制度,虽然赋予了医院更大的自主管理权,但也存在短板。一是由于公立医院级别、类型、管理体制等不同,对中层干部的范畴认定差异较大。差异表现在与同类型、同规模的医院在干部职数设置上差别明显。二是部分医院尚未健全内部组织机构负责人选拔任用具体办法,已有相关制度的医院在干部选任标准、干部职数设置、选拔任用流程等具体工作中存在明显差异,欠缺标准化、规范化。

2. 选人识人不够全面系统 新时期党和国家对选人用人方式提出了更高的要求,公立医院需要加强对中层领导班子和干部的分析研判,注重全面、深入、系统了解干部。实际工作中存在以下不足:一是干部选任停于表层,知事识人不够充分。在工作实践中,干部选拔多注重被选拔人员学历、职称、工作年限、岗位经历等基本条件,未全面评估其领导能力、管理能力、教学/科研能力、年度考核结果、在急难险重任务中的担当作为情况等综合素养,导致被选拔人员的岗位胜任力不足,影响科室发展。有的医院把竞争性选拔作为中层干部选任的主要方式,主要以基本条件和述职竞聘所得票数为依据,并未全面考察个人德能勤绩廉等方面的综合表现,唯票数、唯分数、唯论文、唯帽子等现象依旧存在,对工作作风、担当作为等方面考虑不足,难以真正将想干事、能干事、会干事、干成事的人选拔出来。二是"以德为先"的选人用人导向践行不力。有的医院依旧存在

"重业务、轻思想""重能力、轻作风"的现象[33]。对干部思想政治素质要求不够高、不够严、不够硬，造成个别政治素质不高的干部上任后打不开工作的新局面甚至科室内不团结，形成新的矛盾，影响科室和医院工作的有效运行和持续健康发展，其中极个别人甚至走上医疗腐败等违法犯罪的道路。一项基于我国52个案例的公立医院医疗腐败问题研究显示[34]，案件共涉及腐败行为78次，涉案岗位中临床科室主任、职能部门主任等中层干部出现24次，占比30.77%，位列第二，仅次于医院党委书记、院长等"一把手"干部。临床科室主任多由医疗领域领军人才担任，对科室耗材使用、设备购置、绩效分配、业务分工等拥有绝对话语权，部分职能科室干部掌握着招标采购、资金拨付等相关权力，在利益驱动下，极易出现腐败行为。因此，在干部选任工作中要全面考察干部德能勤绩廉方面的情况，加强思想政治素养考察，把政治素质放在首位。

3. 干部退出机制尚不健全　干部退出机制不健全，"能上不能下、能进不能出"一直是公立医院干部队伍建设普遍存在的现象，未建立科学、合理、公平的退出机制，对退下来的干部安排不明确，导致医院中层干部队伍缺乏活力。例如某医院虽然结合实际制定了换届工作实施方案，程序也较为严格，但是在实践中，受用人体制的影响，中层干部按资排辈、能上不能下的情况较为普遍，选拔任用存在着"不到年龄不离岗，不犯错误不下岗"的现象[35]。其他医院也存在类似问题，一些年龄偏大、不胜任岗位的现职干部下不来，有能力的青年人才上不去，没有能上能下的退出机制[28]。干部"能上不能下"进一步加重"天花板"效应。由于医院干部岗位和职数有限，干部晋升空间狭窄，上级岗位不走，下级干部和普通职工提拔无望，"有些中层干部觉得升迁无望，开始混日子，得过且过，带坏了工作风气"，在日常工作中，出现消极怠工、不思进取、不求上进、不担当不作为等不良风气[36]，干部队伍活力和冲劲不足，严重影响整个科室甚至医院干事创业的精气神和积极主动性，阻碍医院战略目标的落实和高质量发展。

4. 干部队伍梯队建设考虑不足　选人用人作为一项系统性工程,不仅要考虑干部特质、岗位匹配度等个体因素,更要统筹考虑干部队伍和整个班子的建设,做到有用有备、青老相接,确保公立医院卫生事业后继有人和可持续发展。某医院研究显示,该院中层干部队伍存在年龄结构不佳、老龄化问题严重、干部职级设置不合理等问题。全院 234 名中层干部中年龄在 35 岁以下者仅 5 人,占 2.1%,45 岁以上 166 人,占 70.94%;职能部门中层干部在各职级构成上呈现倒梯形结构,不符合干部梯队建设要求[28]。另外一家公立医院也得到类似结果,在全院 192 名中层干部中,35 岁以下 0 人,占比 0%;45 岁以上的 163 人,占比 84.9%[29],严重影响干部队伍的可持续性,不利于公立医院事业的长远发展。

5. 干部选任工作精细化智能化不足　精准选人用人要做到人岗相适、人事相宜,强调把最合适的干部放到最适合于施展才华的岗位上,使岗位和人才相互促进、相得益彰,让人才优势能得到最大限度发挥,创造出最大的人才价值。尽管各医院根据干部职能对中层干部进行了分类(如临床 / 医技科室干部、机关职能干部等),针对不同序列的干部拟定了相应的选任要求和标准,但同一序列不同岗位对干部的能力要求各有不同,如对于党群部门的干部,在党务工作经历、思想政治素养方面的要求应高于普通行政部门,而现阶段大多"一把尺子量到底",同序列不同岗位干部共用相同的干部选任标准,未充分体现人岗相适与人事相宜。在数字化时代,中层干部选任工作仍缺乏对干部档案数据的系统化收集、整理、归档,容易造成工作周期长,工作量大,识人难,干部信息单一化、碎片化、静态化及信息掌握不及时不精准等问题[37],难以全面、综合、多维度反映考察对象的整体素质,影响干部选任的质量。

二、公立医院中层干部选拔任用的改进建议

1. 始终坚持党管干部的根本原则,落实党委在干部选任中的把关作用　党管干部作为干部选任的根本原则,既是干部选

拔任用制度演化的历史经验,也是党的执政权力的逻辑必然,更是干部工作的基本原则。要积极发挥党组织在中层干部选拔中的领导把关和参谋监督作用,切实发挥好医院党委把方向、管大局、作决策、促改革、保落实作用,将党管干部和扩大民主相结合,注重人岗相适,科学调配合理安排工作岗位,为中层干部提供人尽其才的干事平台。无论是组织选拔、竞争(聘)上岗,还是直接任命、轮岗交流等不同形式,均需党组织严格把关各个环节,严把中层干部政治关、品行关、作风关、廉洁关。

2. 完善院内中层干部选任工作机制,推动干部选任规范化、流程化、标准化 根据上级制度文件要求,结合医院自身发展需要和工作实际,持续完善中层干部选拔任用机制。一是制定科学的选拔任用标准。将年龄、学历、工作经历、工作成绩、民主测评指标等全部纳入,赋予相应的分值或权重,使各项指标可量化、可考核,根据岗位类别有重点地考察选拔干部的教育水平、年龄、工作经历、岗位能力、政治素养,如党群、人事部门要倾向政治素养的考察,其他职能部门还要侧重于管理与服务能力的考察。二是合理设置中层干部岗位。根据医院战略发展和方向,合理设置管理岗位,配备管理人员,促进各项工作的顺利开展和管理效能的提升。三是科学调整聘任周期。岗位聘任周期过短,不能充分发挥和检验中层干部的管理作用,但周期太长,容易导致中层干部工作懈怠,不利于科室建设。四是规范选拔任用流程。明确规定干部选任方式方法、操作流程、各阶段参与人员等具体工作,确保中层干部选拔工作有据可依、有迹可查。五是健全科学的中层干部轮岗交流机制,进一步盘活干部资源、激发干部活力、优化干部结构。

3. 多维度、多渠道强化干部考察工作,提高中层干部选任工作的整体质量 新时期推进公立医院高质量发展,对选人用人方式提出了更高的要求,选人用人重心前移,需要进一步加强对中层领导班子和干部的分析研判。一是把功夫下在平时,通过平时考核、谈心谈话、上级巡视巡察结果反馈、审计等多种方式了解班子的运行情况和干部的日常表现,全面了解各临床/

医技科室干部年龄梯队、科室管理人才储备、学科发展情况、科室医疗/教学/科研的考核情况及人员外派岗位锻炼等情况，为搞好动议工作打下坚实基础；二是注重了解中层干部在"大事、要事、难事"中的表现，如疫情防控等专项工作情况及援疆、援藏、援非等指令性任务中的主动性，了解干部处理急难险重任务的能力，客观评价干部的综合表现；三是明确和细化不同管理岗位的职责与要求，根据不同序列干部岗位特点细化干部职责和履行岗位职责所需要的知识、能力、素质、经历等条件，便于在动议时将岗位结构与班子结构、干部个人特点有机结合，突出专业化用人导向，坚持为每个岗位配备最恰当的干部，把每个干部放到最恰当的岗位，真正做到知事识人、依事择人、人岗相适；四是全面综合深入考察干部综合素质，采用科学的管理工具和手段评估干部综合能力，除德能勤绩廉等质性指标外，结合岗位要求探索可量化、客观性的考核评价指标体系。通过多渠道、多侧面、多角度了解和掌握相关信息，听取相关意见，提高中层干部选任工作的整体质量。

4. 推动干部能上能下常态化，激发干部担当作为的积极性、主动性、创造性 建立健全干部退出机制，推动干部能上能下、能进能退常态化。一是完善中层干部管理办法，明确规定任期，在选拔任用中层干部中坚决摒弃"论资排辈"的现象，以"德才兼备"为导向，做好年轻干部的培养和选任，注意中层领导班子年龄梯队建设，保证干部队伍年轻化和可持续。二是拓宽到龄干部的出口，对于任期届满的科室主任，通过建立首席专家、专家指导委员会、学科主任等制度设立出口，营造惜才爱才、尊重人才的良好环境。三是建立合理的辞职、离职、待岗机制，保持优胜劣汰的考核机制，画出不担当不尽责的红线，让干部知责担责、履职尽责，对于不担当不作为的干部，不仅及时免职，还要根据具体情况追责问责，在竞争中增强中层干部队伍的活力和创新力。四是敢于向不符合医院发展需求的中层干部说"不"，对贯彻民主集中制不力、维护班子团结不到位、干事创业精气神不足、群众反映意见较多、长期存在矛盾、人岗不相适的中层干部及时调整,努力营造"有为才有位"的干事创业氛围,有效推动形成能者上、庸者下、劣者汰的用人导向。

5. 信息化赋能干部选任精细化,为中层干部选拔任用工作提质增效　利用大数据、人工智能等信息技术手段加强干部信息系统建设,全面、动态、实时更新干部信息数据,为公立医院中层干部选任决策提供参考和支撑[38-39]。一是完善干部信息档案任前审核,推进干部人事档案数字化,健全人事信息管理机制。利用干部信息系统实现干部基础信息、工作表现、工作实绩、考核情况、业务能力、品德作风、政治思想、培养情况、任免信息等全面规范精准线上化、动态化、数字化管理,提升干部信息管理效率。二是高效聚合干部各类信息,对干部工作实绩、工作表现、履历、廉洁作风、考核评价等信息进行动态统计和分析,通过对干部相关考察信息数据进行提取、图形化对比分析,全方位可视化展示,形成精准的干部画像,为干部选拔、考察提供更全面、更立体、更系统的分析研判依据。三是通过信息系统广泛收集领导班子运行信息,综合分析班子人员结构、科研成果、学科发展、排名声誉、亚专业规划等多维度信息,通过图表、比对等分析手段加强综合研判,分类建立综合研判档案,可以有效避免以往多靠翻干部名册,简单凭年龄、性别、籍贯等基础信息简单实现结构化配备的情况,推动领导干部队伍建设更好地优势互补、相融相长[40]。四是利用干部信息系统自动导入、生成并动态更新干部任免审批表、干部选拔任用纪实表等材料,实现干部选拔任用业务信息化、数字化、智慧化管理,有力提升干部选任管理工作效率。

第五节
公立医院领导干部职业化发展趋势

党的二十大报告提出,要建设堪当民族复兴重任的高素质干部队伍,这是进入新时代,适应新挑战、新任务,更好地把改革发展各项任务做实做细、把各项工作措施落实落准的重要保证。中层干部在医院管理中起着承上启下的重要作用,是确保医院决策有效实施的重要环节,医院管理队伍职业化是当前世界医院管理队伍建设的趋势。

职业化,指的是一种工作状态的标准化、规范化和制度化,即要求人们把社会或组织交代下来的岗位职责,专业地完成到最佳,准确扮演好自己的工作角色。医院管理人员职业化是指医院管理工作必须由经过医院管理专门职业技能培训,通过国家法定部门考核获得相关资格后以从事医院管理为其主要职责的专门人员担任。医院管理人员职业化包括工作专职化、职位序列化、知识"T"型化、技能专业化、管理意识现代化、管理人才市场化等多项内容[41]。许多发达国家对医院管理人员职业化的研究开展较早,其中以欧美模式和日本模式最具代表性。虽然国外医院没有"中层干部"的说法,主要研究内容聚焦于医院院长的职业化,但这些研究对我国公立医院中层干部职业化研究和实践具有重要的参考和借鉴意义。

1. 欧美国家医院管理者职业化发展 美国的医疗体系市场化程度较高,公立医院的组织管理借鉴了公司治理的相关理论,更关注领导人员的管理能力。早在20世纪30年代,位于美国的芝加哥大学首创医院管理课程,并且经过研究制定了医院管理硕士(MHA)学历教育培养的计划,对医院领导进行工作和职责的培训,有着标准的课程结构和专业化的培养体系[42]。在美国,医院管理者的管理能力是硬性要求,95%以上医院的最高管理者被要求获得公共管理硕士(MPA)或MHA学位[43],要具有现代"职业经理人"的资格[44]。美国医学行政管理学院(ACMPE)、卫生信息与管理系统协会(HIMSS)、美国健康照护管理学院(ACHE)和美国医院协会等依据医疗卫生领域的具体职位类别,分别提出胜任特征,认为卫生机构管理者应具备5个方面的胜任力:操作化管理(包括沟通技能、团队建设能力和倾听的技巧)、关注患者(包括社团知识、调整的技能和政治头脑)、具有政治和宗教敏感性、经营能力和医师管理网[45](图2-4)。

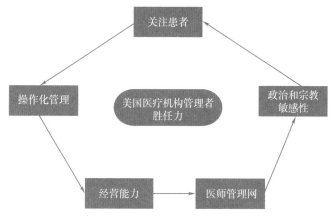

图 2-4 **美国医疗机构管理者胜任力模型**

欧洲许多国家也参照美国的做法建立相关的培训机构以加强对医院领导人员的职业化培育。在英国,医院的院长大部分都是管理、经济或法学专业毕业并且通过职业培训的职业化管理人员,院长在从事医院管理工作之前还必须接受 3~6 个月的正规培训,医院甚至会要求各科室的主任也必须通过专业化培训或者拥有管理专业硕士学位[46]。法国同样规定担任医院院长者必须通过卫生管理相关专业的培训,并且取得职业化管理的相关合格证书[47]。澳大利亚对医疗机构的管理者提出了更高的要求,需具备管理才能(即规划、组织、协调、信息、决策、应变和人财物的调配使用)、广博的知识(包括人文、技术等各方面知识)和高智能(感知能力、思维能力、组织能力等)等三方面能力。他们必须经过系统的管理课程学习,才能成为医院管理协会的成员,拥有被任命为医院高层管理者的机会。

2. 亚洲国家医院管理者职业化发展 亚洲各国的医院管理者大多由医学专业人员转岗,由专业能力较强的资深医生担任医院管理者。这要求他们同时具备医学专业知识和管理知识,前者涵盖了基础医学和临床医学,后者范围更广,包括统计学、社会学、心理学、电子学、医学生物工程学、会计学、法学等。如日本对医院院长的规定与欧美国家不同,其《病院法》规定医院的正、副院长必须是临床技能人员,需要取得相关专业领域的医师执照,但同时要配备精通管理业务的行政管理人员作为助手,这类助手身份等同于我国行政后勤部门领导[48]。另外,为了增加医院院长的管理经验,各种医院管理的研究所开设了多种多样的院长培训班,专门培训医院的院长,日本的病院管理研究所是实行医院管理教育的实质性部门[49]。由此可见,其他国家医院对管理人员的要求主要针对具体职位提出,具有针对性,且对管理人员的外显因素更为关注,尤其是该人员在岗位上展现的管理才能,成为评价其胜任力的主要因素[24]。

3. 我国公立医院领导干部职业化发展 我国虽然对中层干部职业化尚无明确规定,但《公立医院领导人员管理暂行办法》对医院行政领导人员有明确规定,即领导人员应当经过国家认可的医院院长职业化培训,并将其作为基本任职资格,确因特殊情况未达到培训要求的,要在提任 1 年内完成。最新公立医院管理干部职业化研究的可视化分析[50]显示,国家和地方卫生主管部门已经陆续加强了对公立医院院领导的职业化培训力度,医院领导已经或正在参加比较正规的管理理论学习;但医院中层干部接受卫生主管部门或医院自行组织的职业化培训的机会依然不多,外出学习和交流的机会较少;总体来说,医院中层管理人员的职业化进程较高级管理人员面临更多的问题与障碍。此外,鉴于我国医院一直以来"重临床、轻管理"的思维定式以及医院管理人员"医学专业的多、管理专业的少,愿意从事医疗工作的多、愿意从事管理工作的少,领导层兼职的多、专职的少,靠经验管理的多、靠科学管理的少"等结构特征[51],建设高水平的职业化中层干部队伍是现阶段医院管理的重要任务之一。再者,社会主要矛盾发生转变、公立医院高质量发展转型及医院内外政策环境要求的不断变化,医保控费要求不断提高、公立医院绩效考核不断深入等各种机遇和挑战,对公立医院管理干部,尤其是中层管理干部的职业化建设提出了更高的要求。因此,医院要根据管理干部队伍职业化建设现状,合理制定职位分类制度和职位管理制度,分层分类强化专业能力培训,形成多样化的职业生涯发展通道,不断适应医院高质量发展对复合型人才的迫切需求。

第六节

典 型 案 例

某公立三甲医院泌尿外科副主任的选任过程

某公立三甲医院泌尿外科在全国具有很强的学科影响力。医院对泌尿外科核定的干部职数为1位主任、1位党支部书记兼副主任、2位副主任,4位干部分别分管泌尿外科的综合事务、医疗及党建、教学、科研工作。其中1位分管科研的副主任岗位调整后,副主任岗位空缺1人。为了确保临床科室日常工作的顺利开展,医院党委组织部经院党委同意后启动了泌尿外科副主任的选任工作。启动该项工作后,医院党委组织部开展了以下工作。

1. **分析研判** 根据空缺岗位的情况,医院党委组织部首先进行了详细的岗位分析,包括干部岗位职数设置、现有中层领导班子配置情况、临床医师岗位结构(如亚专业划分、医疗组梯队、分院区设置等)、科室人员结构分析(如科室医生团队年龄梯队、管理后备人才分布、医疗授权、高级专业技术职称分布等),基于综合分析情况,结合医院干部选任文件规定的中层干部任职的基本资格,提出符合基本任职资格的人员名单。再结合专业技术、管理能力、考核情况、外派任职、急难险重任务执行等多维度因素,提出初步建议。

2. **动议** 根据初步建议,综合有关方面意见后,医院党委组织部将初步建议向院党委主要领导汇报,对初步建议进行完善,由医院中层干部选拔任用工作领导小组进行沟通酝酿,形成工作方案。

3. **民主推荐** 医院党委组织部到泌尿外科进行谈话调研推荐,对象包括泌尿外科联系院领导,科级及以上干部,党支部委员,医疗组长、副高及其以上专业技术职务专家代表,护士长、护理组长代表,党代会代表、"双代会"代表,各级人大代表、政协委员,民主党派、无党派人士代表及其他教职工代表等。党委组织部汇总谈话调研推荐结果后提交医院中层干部选拔任用工作领导小组,提出会议推荐建议人选并提交院党委常委会确定最终会议推荐人选,人选一般差额提出。院党委组织部第二次到泌尿外科开展会议推荐。

4. **考察** 医院党委组织部将会议推荐结果提交医院中层干部选拔任用工作领导小组确定考察人选初步建议方案,并提交院党委常委会确定最终考察对象,考察对象一般应当多于拟任职务人数。启动考察工作后,医院党委组织部和纪委办公室组成考察组,制订考察方案,一方面到泌尿外科开展民主测评和考察谈话,同考察对象面谈。另一方面严格审核考察对象的干部人事档案,就党风廉政情况听取医院纪检监察部门意见,考察完成后,考察组汇总考察情况,形成考察报告,向医院中层干部选拔任用工作领导小组汇报,经医院中层干部选拔任用工作领导小组集体研究提出任用建议方案,向医院党委报告。

5. **讨论决定** 院党委常委会充分讨论后,采取无记名投票表决方式研究决定拟任人选。

6. **任职** 经医院党委常委会讨论决定后、下发任职通知前,在医院范围内公示,公示期不少于五个工作日。公示结束后,公示结果不影响任职的,印发任职通知,办理任职手续。党群系统中层干部的任免,以党委名义发文任免;行政中层干部的任免,以行政名义发文任免。

7. **任前谈话** 发文任命后,院党委书记、纪委书记进行干部任前谈话,提出工作要求及纪律要求。

8. **宣布任命** 泌尿外科联系院领导到泌尿外科宣布泌尿外科副主任任命,泌尿外科副主任岗位选任基本完成,正式到岗履职。

(白雪 姜洁 张星霞 袁永庆)

参 考 文 献

［1］蒋士藩.无锡 A 三甲医院中层干部管理胜任力提升研究［D］.镇江:
江苏大学,2021.

［2］王永红.中国古代选人用人制度遮谈［J］.商情,2018(32):285.

［3］贾志恒.干部管理制度概论［M］.西安:陕西人民出版社,2011.

［4］萧鸣政,肖志颖.中国领导干部选拔任用制度的形式与比较［C］// 中
国领导人才的开发与管理:2010 领导人才论坛暨第二届中国党政与
国企领导人才素质标准与开发战略研讨会论文选集.北京:人民出版
社,2010:151-155.

［5］尹业香,石文静.党政领导干部四种选拔任用制度及其比较［J］.学
习与实践,2008(11):105-111.

［6］饶克勤.建立健全符合中国国情的现代医院管理制度［J］.中国党政
干部论坛,2019(2):55-58.

［7］周子君.公立医院改革:去行政化［J］.医院管理论坛,2014,31(2):3.

［8］邓勇,刘威,杨逢柱,等.高校附属医院管理体制改革探讨［J］.中国
医院,2015,19(4):20-22.

［9］张明,胡豫,危莉,等.我国委属(管)医院章程制定的实践与思考
［J］.中国医院管理,2020,40(9):23-25.

［10］张立斌,姚海燕,张峰,等.现代医院管理制度下医院章程制定中的
问题刍议［J］.中国医院管理,2019,39(4):10-11.

［11］万祥波,朱夫,杨扬.公立医院去行政化的目标及关键问题和路径
［J］.中国卫生经济,2014,33(5):12-14.

［12］陈家喜.百年大党的干部选拔任用制度:历史脉络与经验解构［J］.
上海大学学报(社会科学版),2021,38(4):1-12.

［13］韩霜雪,魏红,刘艳亭,等.医院临床科室中层干部绩效管理考评体
系的探索［J］.中国医药,2014,12(9):1850-1853.

［14］王涵乙,鲁翔.运用层次分析法确定临床科主任胜任力评价体系的
指标权重［J］.中国医院,2014(11):41-43.

［15］夏云,孙佳,刘威,等.三级医院临床学科带头人胜任力评价模型
［J］.解放军医院管理杂志,2017,24(8):753-757.

［16］徐鹏,雷娟,陈俊国.三级甲等综合医院临床科主任核心胜任力与绩效的关系研究［J］.中国社会医学杂志,2018,35（4）:412-416.

［17］王卫星,杨芸,杨筠松.护士长岗位胜任力研究与实践［J］.护理研究,2007,21（23）:2141-2142.

［18］王媛,郭岚峰,谢爱玲,等.基于胜任力的护士长岗位评价体系构建［J］.护士进修杂志,2015（4）:298-300.

［19］刘会玲,赵滨,刘捷,等.三级医院护士长岗位胜任力评价量表的信效度检验［J］.护理研究,2019,33（10）:1644-1649.

［20］梁清君,李晶,陈航,等.医院临床/医技中层管理干部胜任力模型构建研究［J］.现代企业文化,2021（12）:161-162.

［21］于韵美,张秀菊,董海岩,等.石家庄市某三甲医院行政管理人员胜任力模型研究［J］.医学与社会,2017,30（10）:44-46.

［22］李晶,王文凤,梁清君,等.北京市市属医院行政中层管理干部胜任力模型研究［J］.中国卫生质量管理,2021,28（3）:97-100.

［23］王怡蓓,王晨,郑陆林.公立医院高质量发展背景下领导干部队伍建设探析［J］.中国卫生人才,2023（5）:48-52.

［24］陈立宇.三甲医院中层干部竞聘上岗改革研究［D］.上海:复旦大学,2013.

［25］吴佳莹.上海市某三级医院中层干部选拔培养模式之回顾性研究和探索［J］.现代医院,2018,18（1）:30-34.

［26］韩霜雪,段金宁.医院管理干部选拔任用形式探索与实践［J］.现代医院,2014,12（2）:72-73.

［27］滕腾.党组织在公立医院中层干部选拔中的作用分析［J］.经济师,2021,3:264-267.

［28］张锐,平飞,黄洁.高校附属医院中层干部队伍建设机制研究——以昆明某医院为例［J］.现代医院,2023,23（5）:794-797.

［29］郭琳.新时代加强地市级公立医院中层干部队伍建设对策研究——以HZ公立医院为例［J］.办公室业务,2021（9）:156-157.

［30］姚苏娟,马琳.运用综合评价方法选拔任用公立医院中层干部的探讨［J］.现代医院,2015,15（4）:135-136.

［31］兰大贤.完善竞争性选拔干部方式的五点思路［J］.理论探索,2013

（2）：37-39.

［32］丁纯.如何提高竞争性选拔干部的质量［EB/OL］.（2012-03-26）
　　　［2023-08-22］.http://renshi.People/com.cn/GB/17491252.html.

［33］于琳娜,张克环,戴珍珍.浅谈医院干部考察工作中存在的问题和对
　　　策［J］.安徽卫生职业技术学院学报,2014,13（4）：11-12.

［34］孙一洪.我国公立医院医疗腐败成因及防治研究［D］.昆明：云南
　　　财经大学,2023.

［35］易俊忠.公立医院干部队伍建设现状与对策研究——以河南某三甲
　　　医院为例［J］.环渤海经济瞭望,2021（11）：137-139.

［36］汪兴旺.破解医院中层干部天花板效应提高干部积极性［J］.社会
　　　观察,2013,11：326-327.

［37］胡安易,杨晓红,李建涛,等.中国医学科学院阜外医院精准、科学选
　　　任中层干部实践与探索［J］.中国医院,2018,22（6）：56-58.

［38］宋欢.干部人事档案数字化管理系统在医院管理运行中作用分析
　　　［J］.内蒙古医科大学学报,2019,41（S1）：389-391.

［39］沈静,严彩霞,高颖,等.医院干部人才管理的信息化系统建设研究
　　　［J］.现代医院管理,2017,15（3）：74-77.

［40］孙玥.大数据视角下领导干部信息管理机制研究［D］.南昌：南昌
　　　大学,2022.DOI：10.27232/d.cnki.gnchu.2022.001602.

［41］耿希晨,陶乃煌,林国红.医院管理人员职业化研究概述［J］.中国
　　　卫生经济,2002（8）：7-9.

［42］PHOEBE LINDSEY BARTON.Understanding the US health service
　　　system［M］.Chicago：Health Administration Press,2003.

［43］PEI LK,DAVID L,PAULINE S.Hospital management in China in a time
　　　of change［J］.China Medieal Journal,2002,115：1716-1726.

［44］王琼,蒲川.推动我国医院院长职业化进程——国外医院职业化管
　　　理模式对我国的启示［J］.中国卫生事业管理,2009,26（10）：676-
　　　679.

［45］马纪良.医院中层干部领导方式研究［J］.卫生经济研究,1996,10：
　　　33-34.

［46］ROWLAND D,POLLOCK AM,VICKERS N.The British labour

government's reform of the national health service[J].J Public Health
Policy,2001,22(4):403-414.

[47] The Physician Executive,Edited by Wesley Curry.American Academy of
Medical Directors.1988.

[48] 钦嫣,顾璟,吴琢.浅析国内外医院管理人员职业化现状[J].中国
卫生标准管理,2019,10(19):14-16.

[49] 张锐.宝安区人民医院管理人员职业化建设研究[D].长沙:中南
大学,2011.

[50] 王大壮,杨飞朋,施荣伟.基于CiteSpace的公立医院管理干部职业
化研究的可视化分析[J].中医药管理杂志,2023,31(9):44-47.

[51] 袁青,黄淇敏.中国医院管理者职业化现状及发展的思考[J].中国
医院,2008(5):29-31.

第 三 章

公立医院中层干部的教育培训

　　干部教育培训是干部队伍建设的先导性、基础性、战略性工程，在推进中国特色社会主义伟大事业和党的建设新的伟大工程中具有不可替代的地位和作用[1]。进入新时代，党中央高度重视卫生与健康工作，坚持以人民健康为中心，积极推进健康中国战略实施，公立医院高质量发展进入新阶段。面对新的机遇和挑战，公立医院主要承载管理、科技、人才、服务和技术等方面功能。对推进新征程中公立医院高质量发展和现代医院管理制度建设来说，通过干部教育培训打造一支堪当民族复兴重任的高素质干部队伍具有十分重要的意义。

　　中层干部是推进医院管理科学化精细化的重要力量，起承上启下的重要作用。中层干部队伍建设的质量水平直接决定着公立医院高质量发展的成效。强化中层干部能力建设，适应新环境下的改革需求，是当前医院中层干部队伍建设的工作重点。通过干部培训，培养和提升中层干部队伍的素质和能力，是提高公立医院管理质效的重要路径。

第一节
公立医院中层干部教育培训的体系构建

　　党的二十大报告指出，"全面建设社会主义现代化国家，必须有一支政治过硬、适应新时代要求、具备领导现代化建设能力的干部队伍"[2]。党的十九届六中全会通过的《中共中央关于党的百年奋斗重大成就和历史经验的决议》指出，"要源源不断培养选拔德才兼备、忠诚干净担当的高素质专业化干部特别是优秀年轻干部,教育引导广大党员、干部自觉做习近平新时代中国特色社会主义思想的坚定信仰者和忠实实践者"[3]。作为干部队伍建设的基础和先导工程,教育培训在增强政治能力、提升业务能力本领、提高推进现代化建设能力方面发挥着十分重要的作用。因此,扎实推进干部教育培训体系完善,不断增强干部教育培训的效果,才能为以中国式现代化推进强国复兴建设提供坚强干部保障。《全国干部教育培训规划(2023—2027年)》强调,"要紧紧围绕新时代新征程党的使命任务,深入推进干部教育培训体系改革创新,增强教育培训的时代性、系统性、针对性、有效性,高质量教育培训干部,高水平服务党和国家事业发展"[4]。

《公立医院领导人员管理暂行办法》明确要求,"完善公立医院领导人员培养教育制度,充分利用党校、行政学院、干部学院等机构,采取任职培训、岗位培训、专题培训等方式实施职业化培训,采取内部轮岗、挂职锻炼、对口支援或者援外等方式加强实践锻炼,着力提高政治素质、管理能力和专业水平,推进领导人员职业化建设"。从公立医院中层干部教育培训的实践来看,要突出以源头培养为基础,注重以跟踪培养为保障,强化以全程培养为重点,打造全方位素质培养体系,推动干部教育培训的理论培训更加深入、党性锻炼更加扎实、专业提升更加精准、技能提升更加有效。干部教育培训体系作为一个动态生成、持续完善的体系,深刻理解其体系建设的发展、内涵和核心要素对于扎实推进新时代公立医院中层干部教育培训具有十分重要的意义。这一体系的目标就是搭建教育培训平台,提升干部队伍素质,全面助力干部队伍建设。具体说来,公立医院中层干部教育培训一般应包含组织、教学、保障和评价四种体系。

一、"效果导向"的组织体系

"《全国干部教育培训规划(2023—2027年)》进一步明确干部教育培训的主要目标就是推动培训体系更加科学健全,培训内容更具时代性系统性,培训方法更具针对性有效性,培训保障更加坚实有力,培训制度更加规范完备,选育管用机制更加协同高效"[5],明确了开展干部教育培训工作的根本任务。具体到公立医院中层干部培训,其根本目的就是培养造就一大批政治素质强、领导现代化建设本领高超的高素质干部队伍,为推动医院高质量发展提供坚实干部队伍保障,即通常所说的"效果"。从组织体系的建设这一角度来讲,"效果导向"应该成为公立医院中层干部教育培训的基本原则之一。一要完善组织领导。积极探索建立健全"党委统一领导、组织部门主管、职能部门协同、基层党组织参与"的工作体系,夯实各级各部门的工作责任。二要围绕中心任务。国家全面推进健康中国建设,统筹推进优质医疗资源均衡布局,规划设置国家医学中心和国家区域医疗中心等,公立医院干部教育培训聚焦国家重大战略调整,学政策、懂政策、用政策。三要聚焦胜任力提升。公立医院在竞争中的优势在于管理,绩效出自管理,有效管理的核心就在于干部队伍,尤其是中层干部队伍。基于胜任力提升开展教育培训,将持续培育组织核心能力和员工胜任能力发展相结合,将人才培养与解决现实问题"短板"相结合,实现组织和个人双赢[6]。

二、"师资为主"的教学体系

从目前公立医院中层干部队伍来看,干部的行政素质、管理知识等方面与推动公立医院高质量发展的任务目标所需相比还有一定差距。结合中央有关要求和公立医院干部队伍建设实际,构建高质量教学体系须做到:一是突出政治标准。坚持把政治建设摆在首位,聚焦干部政治判断力、政治领悟力、政治执行力提升,充分用好党校(行政学院)、干部学院的主渠道、主阵地的作用,更加突出理想信念和党性教育,从制度上切实保证理想信念和党性教育始终是干部教育培训的第一任务。二是精准调研需求。调研就是解决问题,坚持"以解决问题为出发点,以问题解决为落脚点"的理念,通过工作调研、工作了解、个别座谈等方式,多渠道全方位了解干部培训需求,从需求出发开展培训设计,这是做好干部教育培训的前提和基础。三是强化师资队伍建设。从教学体系建设入手,更加注重干部教育培训机构、师资、课程教材等基础建设,在打造一流培训机构、一流师资队伍、一流课程教材等方面探索形成一系列务实有效的措施和办法[7]。

三、"全面支持"的保障体系

公立医院中层干部教育培训的关键在于其教育培训质量。构建干部教育培训质量保障体系,是确保干部教育培训体系有效运转的迫切要求[8]。干部教育培训质量保障主要指为提升干部教育培训质量,依据干部成长成才需要和干部队伍建设目标而采取的所有决策和行动。对公立医院中层干部教育培训而言,须做好以下三个方面的工作:一是围绕领导保障这个基础。公立医院党委认真落实党建主体责任,把干部教育培训工作纳入医院党的建设整体部署和工作规划,加强领导,统筹安排,组织部门在党委领导下切实履行主管部门职能,加强整体规划、制度建设、宏观指导、协调服务和督促检查[5],始终在政治原则、政治立场、政治方向上同党中央保持高度一致。领导保障主要包括医院领导的重视和支持、预算经费支持、相关职能部门的协同等要素。二是坚持队伍保障这个关键。队伍包括组织队伍、师资队伍、教学管理队伍等多个方面。主管部门要充分发挥"统帅"的牵头组织协调作用,统筹推进干部教育培训的组织实施。师资队伍是确保教育培训质量的关键因素之一,要充分运用好社会化服务的方式,进一步丰富教育培训。教学管理队伍往往因为培训过程更受关注而容易被忽视,它在干部"育选管用"等衔接过程中发挥着重要作用,要探索建立高效教学管理团队,积极探索先进的班级管理经验,通过案例研讨、现场教学、沉浸式体验等进一步创新培训方式。三是用好技术保障的助推作用。信息技术的发展进一步丰富和完善了干部教育培训的手段,用好网络媒体、电教平台等教育培训资源,进一步强化对干部教育培训的支撑。

四、"动态考核"的评价体系

科学的评价考核和反馈机制是优化教育培训流程、提高教育培训质量的重要环节。党中央颁布的《干部教育培训工作条例》对干部教育培训的质量保障工作做出了许多明确规定,既对考核、激励、评估等制度机制做了安排,又对干部教育培训的组织实施、过程管理、课程评估等做了详细说明。构建公立医院中层干部教育培训评价体系要坚持以教育培训质量为抓手,把政治标准摆在首位,坚持全面系统、动态考核的工作原则。一要完善考核评价工作机制。严格落实党委主体责任,强化对教育培训考核的领导,建立健全"党委 - 组织部门 - 职能部门"协同联动的工作机制,通过考核评估起到以考促改、以考促升的实际效果。二要突出以质量为核心。公立医院中层干部教育培训考核评价主要分为学习质量评估和培训质量评估。组织部门在教育培训质量评估中发挥主要作用,要强化宏观统筹、分类实施,对参训学员要坚持精准考核、动态记录,确保其能力素质提升。对于培训质量要坚持服务医院发展大局,聚焦"医院需要什么类型的干部""学什么、考什么",通过工作成效检验培训效果。三要推进制度体系完善。干部教育培训质量的持续提升依赖于教育培训项目的制度化推进,要进一步推进组织实施标准化、效果反馈即时化、学员管理规范化和培训效果同质化,进一步完善工作流程和规章制度。

第二节
公立医院中层干部教育培训的内容

党的二十大报告强调,高质量发展是全面建设社会主义现代化国家的首要任务[2]。《国务院办公厅关于推动公立医院高质量发展的意见》指出,要坚持以人民健康为中心,加强公立医院主体地位,建立健全现代医院管理制度,推动公立医院发展实现"三个转变""三个提高",为更好地提供优质高效医疗卫生服务、推进健康中国建设提供有力保障。要切实推动公立医院高质量发展,迫切需要一支政治素质过硬、贯彻落实新时代党的卫生与健康工作方针、熟悉公立医院高质量发展建设规律、熟练掌握医疗卫生行业知识的高素质专业化队伍。

如何建设一支高素质干部队伍以承担公立医院高质量发展这一使命任务呢? 这其中关键之一就是加强干部教育培训。公立医院中层干部教育培训的主要内容、方式方法、思维观念必须紧紧围绕党在不同时期卫生健康事业发展的历史任务和中心工作及时做出调整,这是公立医院干部教育培训工作的一条重要经验。从这条基本经验出发,我们重新审视公立医院中层干部教育培训的核心内涵,就比较容易把握新时代公立医院中层干部教育培训的主要内容。

要提高公立医院干部教育培训质量,首先应结合干部队伍实际,制订培训计划和内容。在方案制订中,要充分结合干部培训调研需求(附录二),秉承"调研 - 计划 - 实施 - 评估 - 改进"的工作思路,着重加强对培训内容的把关,做到"三个结合":一是培训方案与医院发展目标相结合。当前,国家深入实施健康中国战略,加快优质医疗资源扩容和区域均衡布局,有序规划布局国家医学中心和国家区域医疗中心建设。不少公立医院面临一院多区建设的重大机遇和挑战,要进一步提高政治站位,准确把握所处的位置、方位,围绕公立医院高质量发展建设目标,精心设置干部教育培训内容。二是培训内容与国家医改方向相结合。公立医院必须紧跟国家卫生健康事业发展步伐,紧紧围绕卫生健康领域供给侧结构性改革,聚焦提供全方位、全生命周期的健康服务,深入实施公立医院综合改革,扎实推进服务能力体系建设,这是科学设计干部教育培训内容的主要出发点之一。三是培训体系与管理实际相结合。公立医院中层干部处在承上启下的重要位置,在推进医院治理体系和治理能力现代化的过程中发挥着重要作用。干部培训教育体系要与管理实际紧密结合,按照"缺什么、补什么"的原则,充分结合干部队伍建设实际,比如在宏观思维、领导力、管理知识、群众工作本领等方面坚持重点突出,各有侧重。

此外,干部培训内容的设计还应充分结合党章对党员的要求。党的二十大通过的《中国共产党章程(修正案)》对党员义务做出了明确规定,提出党员要认真学习党的科学理论,不断提高为人民服务的能力本领。对党的干部也提出基础要求,"带头贯彻落实习近平新时代中国特色社会主义思想,努力用马克思主义的立场、观点、方法分析和解决实际问题,坚持讲学习、讲政治、讲正气,经得起各种风浪的考验"[9]。党章对党员学习的要求涵盖政治能力建设、党史经验、专业知识等维度,最终落脚点回归到提高为人民服务的本领上。这对公立医院中层干部培训教育具有十分重要的遵循和启迪意义,具体来说主要包括四个方面。

政治建设是根本遵循。党的十八大以来,我们党始终把政治建设摆在更加突出的位置,形成了鲜明的政治导向。2019年1月,《中共中央关于加强党的政治建设的意见》印发,从坚定政治信仰、坚持党的政治领导、提高政治能力、净化政治生态等方面对加强新形势下党的政治建设作了明确规定[10]。对公立医院中层干部教育培训来说,一要坚持把政治建设摆在首位,加强政治能力锻炼和政治实践历练,通过增加政治建设内容,进一步培养干部从政治上研判形势、分析问题的能力,增强居安思危意识和安全风险意识,增强斗争本领和斗争精神,不断强化政治担当。二要扎实推进党性教育。要坚持以习近平新时代中国特色社会主义思想为指导,用党的创新理论武装头脑,通过政治理论学习,进一步坚定理想信念,推动医院中层干部深刻领悟"两个确立"的决定性意义,增强"四个意识"、坚定"四个自信"、做到"两个维护"。

党的卫生与健康工作方针是主要方向。公立医院要求中层干部具体工作有棱角、有创新,对事关重大的决策和整体工作必须无条件服从全局[11],要求干部要识大体、顾大局。要做到这一点,必须加强对党的卫生与健康工作方针的学习,深入贯彻落实习近平总书记关于卫生健康的重要论述。一要明确党的卫生与健康工作方向。认真学习党中央关于卫生与健康工作方针的政策,认真学习健康中国战略、公立医院高质量发展、公共卫生应急防控体系等方针政策,学会从学习、把握政策中观大势、识大局,进一步增强做好本职工作的能力。二要提高为百姓提供全生命周期健康服务的能力。党的二十大报告提出,"把保障人民健康放在优先发展的战略位置""促进优质医疗资源扩容和区域均衡布局""深化以公益性为导向的公立医院改革"[2]。公立医院综合改革根本的目的是提升医疗质量、安全和服务能力水平,这也是公立医院中层干部培训的主要内容。要持续加强对现代医院管理制度的学习,进一步增强推进治理体系和治理能力现代化的能力。

科学管理知识是基本内容。党的二十大报告明确要全面推进社会主义现代化强国建设,这对领导干部提出了更高要求,即必须具备领导现代化建设的能力素质。从科学管理的角度来说,科学管理一般具备三个重要特点,寻求规律、工作量化、严格执行[12]。公立医院中层干部是医院管理的关键,必须具备现代医院管理知识,主要包括宏观思维、组织协调、沟通技巧、执行力等素质能力,这也是公立医院中层干部培训内容的重点之一。科学管理知识的培养培训需做好三个方面的工作:一是注意把握培训需求,区分不同岗位、不同关注、不同侧重。从治理角度来讲,中层管理干部和中层业务科室干部具体承担的职责有差异,工作对象、工作领域和工作内容等有不同,在设计课程时应有所区别和侧重。二是注重培养领导力。今天医院的中层,可能就是明天的高层,需要为中层干部的提升前瞻地打好基础。现代治理不同于管理,管理重在管事,重在控制,追求秩序和效率;领导重在以人为本,重在激励、激发和凝聚力量[13]。中层干部领导力提升在推进现代医院管理制度建设中占据重要篇幅,应成为中层干部培训的重要内容。三是注重团队建设。团队建设的直接结果是团结。团结是医院、科室凝心聚力,推动高质量发展的关键因素。医院可以依托相关培训资源,开展团队建设培训,增强团队意识,开展职业生涯规划培训等[14]。

纪法知识和人文素养是重要保障。党章规定,党的干部要"正确行使人民赋予的权力,坚持原则,依法办事,清正廉洁,勤政为民,以身作则"等[9]。公立医院中层干部教育培训的内容必须加入纪法知识,这也是强化干部管理监督、推进管党治党向纵深发展的题中之义。一要认真学习《中国共产党章程》《中国共产党纪律处分条例》《中国共产党廉洁自律准则》和《事业单位领导人员管理规定》《事业单位工作人员处分暂行规定》《公立医院领导人员管理暂行办法》等内容,进一步增强中层干部知敬畏、守底线的意识。二要加强医德医风建设。建设现代医院管理制度的核心是提高医疗服务能力。认真学习贯彻国家卫生健康委员会等机构印发的《医疗机构工作人员廉洁从业九项准则》及行风建设等有关文件和工作要求,持续推动医德医风建设。三要突出人文关怀。医学兼具自然科学和人文科学的属性。要坚持以患者为中心,充分彰显温情、温度。这就要求医院中层干部不仅要推进科学管理,坚持工作原则,还要熟练掌握思想政治工作及做好群众工作的本领,要加强对分管领域及下属的人文关怀。干部培训教育内容中应注重人文素养内容,发挥中层干部凝心聚力的领导作用。

表 3-1 为公立医院中层干部教育培训内容示例。

表 3-1　公立医院中层干部教育培训内容示例

培训对象	培训内容	核心课程
机关处室、临床业务科室负责人	政治建设	奋力谱写全面建设社会主义现代化国家崭新篇章——学习贯彻党的二十大精神
		新时代新征程中国共产党的使命任务——以中国式现代化全面推进中华民族伟大复兴
		坚定不移全面从严治党,深入推进新时代党的建设新的伟大工程
		全面贯彻新发展理念,加快构建新发展格局,着力推动高质量发展

续表

培训对象	培训内容	核心课程
机关处室、临床业务科室负责人	政治建设	非凡十年——新时代十年伟大变革与经验
		增进民生福祉,提高人民健康品质
	党的卫生与健康工作方针	落实"十四五"卫生健康规划,推动高质量发展
		新医改形势下公立医院改革发展探讨
		构建优质高效的整合型医疗服务体系——医疗、医药、医保三医联动机制发展
		老龄化社会与卫生健康产业发展
		建立健全现代医院管理制度,推动公立医院高质量发展
		医改背景下的价值医疗与政策解读
	科学管理	公立医院绩效考核与高质量发展
		现代医院精细化管理的实践与思考
		5G+人工智能(AI)时代的智慧医院的实践与未来
		公立医院后勤绩效与运维评价思考
		现代医院管理信息化的顶层规划与构建
	纪法知识	加强行业作风建设,推进健康中国事业
		新时代党风廉政建设新形势新要求
		深刻理解"勇于自我革命"
		《中华人民共和国公职人员政务处分法》解读
	人文素养	新时代医师职业精神的培养
		医学人文精神与管理者的健康心态
		情绪与压力管理
		国学思辨与管理哲学培训
		团队建设与高情商管理

续表

培训对象	培训内容	核心课程
临床 业务科室 负责人	医疗与学科	精准医疗的内涵与应用
		KPI 指标及绩效管理的关系
		围绕数字化转型互联网医院实践相关问题研讨
		医疗医药成本核算与绩效管理
		医院高质量发展——区域医疗体系
	科技与人才	深入实施新时代人才强国战略,加快建设世界重要人才中心和创新高地
		"双一流"建设背景下的高校附院人才发展新机遇
		基于一流医学学科建设和一流医学人才培养的研究生教育的探索与实践
		临床与科研融合、学科与人才共赢

第三节
公立医院中层干部教育培训的方法

党的二十大报告指出,"人民健康是民族昌盛和国家强盛的重要标志。把保障人民健康放在优先发展的战略位置,完善人民健康促进政策"。同时对党员领导干部需要增强的本领做出明确要求,"加强实践锻炼、专业训练,注重在重大斗争中磨砺干部,增强干部推动高质量发展本领、服务群众本领、防范化解风险本领"[2]。面临新的历史机遇,要发挥公立医院在健康中国建设过程中"主战场"和"主阵地"的作用,就要求医院党员干部必须具备较高的综合素质[15]。这就需要创新干部教育培训方式方法,不断探索干部教育培训新路径,更好地提高干部教育培训质量。

制订科学的培训方案,是确保培训效果的重要基础。迪尔茨的"逻辑层次模型"理论将培训由低到高划分为六个层次,启示干部培训低三层目标重点解决"做什么"和"如何做",以理念与知识传递为基础,高三层目标重点解决"我是谁"和"为了谁",关系到对自身角色和使命的定位。对能力建设类培训,要着眼于更高的价值层面。培训方式主要指培训活动方案中的组织形式、规则、操作步骤,特别是帮助参训者习得态度、知识、技能的方法和手段,重点解决怎样培训的问题[16]。从公立医院中层干部教育培训的实践来看,教育培训方法的选择和创新要着眼于为医院高质量发展提供坚强干部保证的目标,统筹考虑培训要求、内容框架和实施流程等因素,具体来说要注重把握"三个坚持"的原则,用好"四种方法"。

"三个坚持"原则:一要坚持把政治建设放在首位。加强党的政治建设是马克思主义政党的本质要求。干部队伍建设是落实新时代党的组织路线的重要部分,干部教育培训必须始终突出政治标准,特别注重加强理想信念教育,坚定共产主义信仰,持续强化宗旨意识和群众观念,自觉做到对党忠诚。二要坚持传统与创新相结合。进入自媒体时代,传统培训思维、刻板教学方式已经不再适应当前的形势要求,培训方式较为单一、培训教育吸引力不足、创新和多样性还不够等情况一定程度存在,迫切需要强化创新意识,充分运用新技术新应用,强化互动化传播、沉浸式体验,将形式鲜活和深度研究充分结合。三要坚持过程管理和结果导向相结合。公立医院中层干部培训涉猎范围广、培训板块多,在培训方法上要坚持结果导向,紧紧围绕医院事业高质量发展需求,聚焦落实党的卫生与健康工作方针,择优选择方式方法。

"四种方法"一般指传统授课式、现场体验式、网络培训式和个人自学式这四种方法。

传统授课式的方法。该方法在公立医院中层干部培训中较为常见,是当前较为普遍的一种培训方式,适用范围广。课堂教学的优势在于组织难度系数较低、形式便于推广,适合党性教育、知识传输等类别的教学内容,劣势在于课堂形式稍显单一。培训组织对师资要求高,需要对师资力量认真甄别;学员纪律要求高,需要加强班级管理,确保参训人数和整体质量。该方法的创新点在于采用案例教学的方式,充分调动参训学员的课堂积极性,增强其沉浸式体验,在体验互动式教学中获得成长。采用案例式教学时,可从日常工作中选择适合的案例,如将学科建设、人才培养、医疗服务等方面的痛点难点问题作为教学资料,提升干部的代入感,激发学习兴趣。模拟教学时,可提前收集干部日常工作中的真实难题,以此作为切入点模拟研讨,增强培训对象和老师之间的互动,碰撞出更多的解决办法和思路[17]。

现场体验式的方法。该方法是较为常见的一种形式,适用范围也比较广泛,对于公立医院各级各类培训对象均较为适合。该培训方式的优势是培训针对性系统性强、现场体验感好、师资配套比较成熟、培训效果反馈直观等。劣势在于对培训组织质量要求高、培训成本相对较高。从适用范围上来讲说,此方式适合党性教育、管理能力、专业素质等培训内容。培训注重以灵活多样的方式开展,可采取培训周期内的分期分批培训、线上线下同步培训等方式,以达到干部队伍整体提升的培训目的[18]。从实际操作来看,可以根据公立医院中层干部的工作实际和岗位特点,有针对性地选择培训教育方式,比如针对干部党性教育专题,结合红色资源、党性教育基地、政德培训中心等教育平台资源,通过互动体验、信息化教学等形式开展现场教学。

网络培训式的方法。该方法适用范围广泛,在课程内容、课堂组织、学员学习等方面具有十分明显的优势,但也存在着班级管理相对松散、学习质量不高等问题。《2019—2023年全国党员教育培训工作规划》中强调,"创新运用信息化手段。推动党员教育信息化平台一体化建设,完善学用功能,构建更为便捷高效的网络学习阵地"。公立医院中层干部教育培训可充分利用各种学习平台,通过统筹推进教学资源库、需求数据库、培训档案库等系统建设,进一步提高干部教育培训质量。

个人自学式的方法。个人自学不是盲目地、无组织无计划地学习,而是指在党组织指导下个人有计划地安排学习并达到预期效果的学习模式。毛泽东同志曾经在延安在职干部教育动员大会上明确提出要把党变成"大学校"的组织建设发展目标,强调"要去掉我们党内浓厚的盲目性,必须提倡思索,学会分析事物的方法,养成分析的习惯"。从干部能力提升角度来说,一方面靠个人努力,另一方面靠组织培养。党的二十大通过的党章修正案对党员应自觉履行的学习义务作出明确规定。党的二十大报告提出,"建设全民终身学习的学习型社会、学习型大国"。作为公立医院中层干部,要坚持学习、学习、再学习,大兴学习之风,通过学习把握马克思主义的立场观点方法,更好地服务中国式现代化建设。对公立医院来说,要突出政治标准,加强对干部自主学习的指导,按照"三统一"的要求统筹推进:一要统一学习方案,充分结合干部专题培训、组织生活等形式,组织部门加强研究,强化集中统一部署;二要统一规范学习内容,理论创新到哪里,理论武装就跟进到哪里,强化自主学习的全过程质量控制;三要统一组织学习辅导,注重通过调研摸清干部自主学习的困难,因材施教,统筹医院内部、外部资源,针对性开展专题辅导,提高自主学习质量。

第四节
公立医院中层干部教育培训的效果评估

干部教育培训的效果评估是推进教育培训闭环管理、完善教育培训体系、提升教育培训质量的必要手段,是一种干部教育培训体系建设的制度安排。它贯穿于干部教育培训"教、学、管、训"的整个环节,既包括个体参与教育培训如教师教学、干部学习的考核评估,又包括组织主体开展教育培训如干部所在单位促学、培训机构办学的考核评估[19]。开展一次高标准高质量的考核评估,从考核维度来看,至少应该包含教育培训的方式、内容、组织和质量等方面;从考核对象来看,一般应包括中层干部本人、教育培训机构、教育培训项目、教育培训师资等方面。具体体现在以下四个方面。

贯穿"严"的基调,把牢政治方向。作为推动高质量发展的先导性、基础性、战略性工程，干部教育培训要突出政治标准，坚持政治统领，紧紧围绕公立医院高质量发展的中心任务，不断提升干部教育培训质量。一是强化"政治体检"作用的发挥，坚持以习近平新时代中国特色社会主义思想为指导，认真学习宣传贯彻党的二十大精神，坚持用党的创新理论武装全党，注重强化思想建设。二是提高政治站位，公立医院要全面贯彻落实新时代党的组织路线，始终胸怀"国之大者"，坚持抓好医院事业后继有人这一根本大计，提高对开展干部教育培训考核的认识，强化意识形态阵地建设，强化考核工作的把关功能，发挥其在干部队伍建设、助推医院事业高质量发展过程中的重要作用。三是强化学风建设。学风建设是党的建设的重要内容，事关党的事业兴衰成败。中国共产党正是确立和坚持了理论联系实际的马克思主义优良学风，才能在建国、兴国、强国的征程中不断发展壮大[20]。公立医院要深刻认识开展干部教育培训考核工作的战略意义，树立优良学风，这对于推进新时代学习型政党建设、为第二个百年奋斗目标奠定坚实健康基础具有重要意义。

突出"实"的标准，科学设置内容。干部教育培训考核的目标在于提高干部教育培训质量，为公立医院高质量发展提供坚强干部队伍保障。因此，干部教育培训考核内容要突出"实"，既要突出广泛性也要兼顾针对性。一是构建考核内容体系。干部教育培训的评价一般包括组织管理、学习纪律、效果评价等方面。从实践来看，在具体指标细化方面有待完善。比如组织管理过程中，除了对教育培训实施者基本的管理要求外，对参训干部个性化激励的措施少了一些，或者精细化管理的程度还不够。二是完整准确推进考核。干部教育培训的考核要综合考虑各方面因素，统筹推进年度培训量、任职培训、干部调训、脱产培训、在线学习及在职学习等各方面内容，全面不遗漏、精准不重复，力争全面准确考核。三是个性化设置考核内容。考核要避免"一把尺子量到底"的惯性思维，对考核单位及个人在干部教育培训工作中所承担的特色工作、专项工作和创新亮点等情况进行细化，医院负责干部培训的部门要强化统筹谋划，标准化、精细化开展工作,提高整体考核质量。

严格"优"的要求,量化考核指标。考核指标设置是否精准,直接影响着"风向标""指挥棒"作用的发挥。干部教育培训考核评估指标应主要包含培训内容、培训组织、培训学员三类。一是优化考核指标。主要针对培训内容,考核指标首先要突出政治标准,其次要强化内容覆盖。要教育引导党员干部深刻领悟"两个确立"的决定性意义,把好教育培训内容政治关。考核应坚持公开、公平、公正原则,全面考量领导现代化建设能力、踔厉奋进精神状态、担当作为履职尽责能力、廉洁自律意识等要素。二是探索差异化考核评价机制。主要针对培训组织,包括培训组织方、师资供给方等。要坚持"量体裁衣、重点突出"的原则,区分不同的培训方式,通过定性定量相结合的方式,选择合适的考核方法。比如针对线上培训,可以结合心得体会、交流研讨等形式,针对线下培训可以侧重出勤率、课堂表现等,力求考核结果的科学化,激发干部谋事创业的积极性。三是要分类设置等次。主要针对培训学员,注重科学划分考核等次,严把优秀学员比例。强化正向激励,在培训机构定性加权的基础上,探索推进定性指标,比如针对课堂表现、调研报告等制订加分细则,进一步营造比学赶帮的学习氛围。

明确"用"的导向,完善制度体系。《中国共产党组织工作条例》要求统筹干部"素质培养、知事识人、选拔任用、从严管理、正向激励"五大体系建设[21]。干部教育培训作为五大体系建设的基础,要注重突出干部教育培训考核结果的"用",探索打通培育、选拔的通道,统筹推进干部教育培训工作。一是要加强组织领导。公立医院党委要站在管党治党,推进医院治理体系和治理能力现代化建设的高度加强和改进干部教育培训工作,用好考核评价这个指挥棒。探索党委负责、相关职能部门主管、各级党组织分工协作的工作机制,认真落实统筹谋划、组织协调、实施推进、效果评估等各个环节的职责,切实把干部教育培训考核工作落到实处。二是加强档案管理,公立医院干部教育培训在组织实施过程中往往存在着档案不够规范、未及时归档等问题,要积极推进"干部培训档案"建设,实时记录干部成长轨迹。与干部年度考核、选拔任用和职级晋升相结合,强化教育培训考核结果的运用。三是要加强制度建设。教育培训考核涉及学员管理、师资管理、班级管理以及学风建设等多方面,要注重加强制度建设,全方位构建考核制度体系,探索新的方法和途径,结合信息化手段,持续加强"精准管理",全方位提升干部教育培训考核工作水平。

总体来说,干部教育培训效果评估中应贯彻以评促建、以评促改的工作思路,注重运用 PDCA 循环原理 [Plan(计划)、Do(执行)、Check(检查)和 Act(处理)] 进行持续提升,严格执行计划、执行、检查和完善四个方面的工作。这其中主要包括设计培训效果评估表、分析统计结果、针对性整改提高三个阶段。效果评估表的重点在于评估指标的设置(表 3-2),分析统计结果主要在于测评结果如何运用,针对性整改提高的关键在于如何形成管理闭环。

第五节
典 型 案 例

干部专题系列培训组织开展举例

某大型公立医院于 2020 年 6 月至 2021 年 12 月,对中层干部队伍集中调整补充,调整后的干部队伍满足行政管理和临床业务科室的数量需要,干部梯队日益完善。目前有中层管理干部(正副职)63 人、临床业务科室负责人(正副职)154 人、科级干部(正副科)116 人、病区及亚专业负责人(正副职)118 人。实际工作中,干部队伍整体素质与新时代公立医院高质量发展的现实需要还存在一定差距。医院党委着眼于高质量发展和推动事业发展后继有人的目标,启动年度干部教育培训工作。针对新任管理干部在政治能力、专业能力和管理能力等方面存在的主要问题,医院党委于 2022 年度启动了干部专题系列培训工作。

表 3-2 公立医院中层干部教育培训效果评估表示例

项目	评估主体	评估指标	评估方式	评估结果		权重
学员学习效果评估	培训机构	重点教学环节的整体表现	在研讨交流、学员讨论等教学活动中观摩学员表现	百分制定量评估	分值	40%
		阶段性测试成绩	组织专家对学员学习成果进行评审,汇总成绩			
		研修报告质量	组建考评组对学员撰写的研修报告评分			
	学员自评	对提升能力素质的帮助	培训机构组织学员培训期间填写学习效果自评表	定性评估	不同权重	
	学员互评	培训期间的综合表现培训	培训机构组织填写学员学习效果互评表		不同权重	
	学员自评	培训对个人成长和实际工作的帮助	组织(人事)部门结合干部教育培训监督检查和年度考核,组织填写学员学习效果追踪调查表	定量与定性相结合	分值	20%
培训后学习效果追踪评估	学员所在单位同事	培训对干部运用所学理论解决实际问题、创造性开展工作的影响				

续表

项目	评估主体	评估指标	评估方式	评估结果	权重
干部教育培训机构培训质量评估	学员、组织（人事）部门	培训思路与定位	根据评估指标设置评估表，并组织填写。学员、组织（人事）部门采取双百分制量化评估，学员评价占80%，部门占20%。教学水平由学员评估，运用评估结果由组织（人事）部门评估	分值（定量评估）	30%
		需求调研与运用			
		课程设置			
		教学方式方法			
		教学组织与管理			
		学员考核与管理			
		教师教学水平			
		总体评价	填写干部教育培训机构质量评估表		
	培训机构	自我评估	重点围绕上述8个指标撰写自我评估报告，作为培训质量评估的参考依据	不同权重（定性评估）	

续表

项目	评估主体	评估指标	评估方式	评估结果	权重
组织（人事）部门管理水平评估	学员、培训机构、组织单位	需求调研分析的准确性	填写组织（人事）部门管理水平评估表	分值	10%
		设置培训项目的科学性	百分制定量评估		
		监控培训过程的有效性			
		遴选培训机构的合理性			
		评估结果运用的充分性			
		总体评价	定性评估	不同权重	

全面提升干部能力素质是医院党委确定的 2022 年重点工作之一。医院围绕"十四五"时期高质量发展任务目标,以医院核心价值观和院区古建筑为名组织策划了干部专题培训,坚持政治为要、服务大局,坚持德才并重、提升能力,坚持精准高效、突出实效,坚持分层分类、全程培养,推动实现干部队伍向政治素质更加过硬、党性修养更加提升、专业素养更加强化、管理能力更加突出的"四个更加"转变,努力打造忠诚干净担当的干部队伍,为医院高质量发展提供坚强干部队伍保证。

1. **需求调研** 根据干部队伍建设工作实际,着眼于提升干部岗位胜任力,认真开展干部培训需求调研,通过基层党建调研会、干部培训需求调研问卷等形式组织开展调研工作,进一步明确干部队伍建设需要的素质能力。

2. **制定计划** 制定医院年度干部培训教育计划,注重统筹党务行政职能部门,统筹推进师资建设、条件保障、管理服务、考核评估等方面整体设计和宏观谋划,进一步提高干部教育培训的计划性和前瞻性。

3. **组织筹备** 按照年度培训主题和计划安排,组织部门牵头抓总,其他职能部门各司其职、分工负责,统筹干部教育培训各项工作,推进各项举措落实落地,确保年度计划顺利实施。

4. **实施开展** 注重发挥统筹推进作用,根据干部培训需求调研结果,结合医院干部实际,针对性联系教学师资,集中一个时段,系统化组织培训班次,注重强化组织管理,明确部门分工,提高干部教育培训的整体质量。

5. **考核激励** 将干部参加教育培训情况纳入干部考核内容,作为试用期满考核、年度考核等工作的重要指标,全方位推动"育选管用"干部体系建设。

6. **评价反馈** 注重通过调研座谈、个别了解等形式集中调研培训质量、方式,征求改进意见,推动整改提升。

（张欣平　王强强　孙孟　刘旭锦）

参 考 文 献

［1］中国共产党中央委员会.2013—2017 年全国干部教育培训规划［M］.
北京：人民出版社，2013.

［2］习近平.高举中国特色社会主义伟大旗帜 为全面建设社会主义现
代化国家而团结奋斗：在中国共产党第二十次全国代表大会上的报
告［M］.北京：人民出版社，2022.

［3］中共中央关于党的百年奋斗重大成就和历史经验的决议［M］.北京：
人民出版社，2021：74.

［4］中国共产党中央委员会.全国干部教育培训规划（2023—2027 年）
［M］.北京：人民出版社，2023.

［5］新华社.中共中央印发《2023—2027 年全国干部教育培训规划》
［N］.人民日报，2023-10-16.

［6］张晨.基于胜任力的医院领导干部培训体系研究——以江苏省常州
市为例［D］.上海：上海交通大学，2009.

［7］本书编写组.中国共产党干部工作史纲：1921—2021（修订本）［M］.
北京：党建读物出版社，2021：366.

［8］董明发.新时代构建干部教育培训质量保障体系的路径探析［J］.中
国井冈山学院学报，2022，15（3）：117-119.

［9］中国共产党章程［M］.北京：人民出版社，2022.

［10］中共中央组织部.中国共产党组织建设一百年［M］.北京：党建读
物出版社，2021：485-486.

［11］夏春涛.识大体 顾大局，做有远见卓识的中层——《做最好的中
层》读后［J］.人力资源管理（学术版），2010（5）：288.

［12］尚水利.科学管理和人本管理的本质与融合探究［J］.领导科学，
2020（8）：10.

［13］全国干部培训教材编审指导委员会.领导力与领导艺术［M］.北
京：党建读物出版社，人民出版社，2015：4.

［14］白昊.医院中层干部培训的现状与对策［J］.延安大学学报（医学科
版），2020，18（3）：110-112.

［15］郭志慧，杨慧兰，张瑞芳，等."互联网＋"背景下公立医院党员干部

教育培训方式创新研究［J］.中国医药导报,2022,19(24):190-193.

［16］戴玲.建构主义视阈下干部教育培训方式创新的理论与实践探究［J］.国家教育行政学院学报,2018(11):79.

［17］李玉敏,黄元强,夏嘉.医院党务干部培训需求评价研究［J］.江苏卫生事业管理,2022,33(9):1257.

［18］易俊忠.公立医院干部队伍建设现状与对策研究——以河南某三甲医院为例［J］.环渤海经济瞭望,2021(11):137-139.

［19］朱广萍.建立健全干部教育培训考核激励机制的探讨［J］.安徽行政学院学报,2011(2):48.

［20］徐功献.中国共产党学风建设的历程、经验及启示［J］.湖南省社会主义学院学报,2022,23(4):27.

［21］本书编写组.党的二十大报告学习辅导百问［M］.北京:党建读物出版社,学习出版社,2022:97-98.

第 四 章

公立医院中层干部的考核评价

第一节
公立医院中层干部考核概述

一、公立医院中层干部考核政策背景

1938年,在党的六届六中全会上,毛泽东同志作出重要论断:"正确的政治路线确定之后,干部就是决定的因素。"2013年6月,在全国组织工作会议上,习近平总书记指明:好干部要做到"信念坚定、为民服务、勤政务实、敢于担当、清正廉洁"。干部资源是人才资源的主体,是人力资源中的首要资源;干部考核工作是党的干部管理工作的重要组成部分,是坚持"党管干部"的关键抓手。2009年,中共中央办公厅颁布《2010—2020年深化干部人事制度改革规划纲要》,其中指出,要建立岗位职责规范,逐步建立健全干部岗位职责规范及其能力素质标准,作为干部考核评价的基础和依据;实行平时考核与定期考核相结合;坚持定性考核与定量考核相结合;强化考核结果运用,把考核结果作为干部选拔任用的重要依据,并与干部的培养教育、管理监督、激励约束等结合起来;建立符合不同区域、不同层次、不同类型领导班子和领导干部特点的考核评价体系,形成比较完善的考核评价机制,不断提高考核评价工作的科学化水平。2013年,党的十八届三中全会上发布了《中共中央关于全面深化改革若干重大问题的决定》,其中提到"加快公立医院改革,落实政府责任,建立科学的医疗绩效评价机制和适应行业特点

的人才培养、人事薪酬制度。"提出"改革和完善干部考核评价制度"。

党的二十大报告指出："完善干部考核评价体系，引导干部树立和践行正确政绩观，推动干部能上能下、能进能出，形成能者上、优者奖、庸者下、劣者汰的良好局面。"

二、公立医院中层干部考核的定义

公立医院中层干部是医院管理决策的关键执行者，是执行医院发展战略，保障医院有序运行的中坚力量。中层干部考核的公平、公正与否决定了中层干部工作的积极性，对医院年度工作目标的完成、推动我国公立医院高质量发展有重要意义。

干部考核分广义和狭义两种，本章所阐述的公立医院中层干部考核指广义考核，即干部考察，指组织部门按照一定的目的、原则、程序与方法，对干部的思想政治素质、业务素质与履责情况进行的民主考评或者测评，并作为对领导班子、领导干部选任、管理与激励的依据。狭义的干部考核仅针对工作实绩进行考核，指组织（人事）部门对领导班子与领导干部岗位履责情况、实现任期目标情况考核，同时进行质效与增量的监测、考察并进行评价的行为过程。该定义的考核更侧重于以目标考核维度来反映领导干部的德能与才干，体现领导班子及其相关成员的工作实绩与领导干部的综合素质，为正确评估、使用干部提供依据[1]。

第二节
公立医院中层干部多维度考核指标体系构建

一、构建原则

2019年，中共中央办公厅发布《党政领导干部考核工作条例》，提出了党政领导干部考核要坚持的六项重要原则，包括：党管干部；德才兼备、以德为先；事业为上、公道正派；注重实绩、群众公认;客观全面、简便有效;考用结合、奖惩分明。在涵盖上述六项原则的基础上,公立医院中层干部考核指标体系的构建还应遵循下列原则,以保证考核工作有序、高效的开展[2]。

1. **个人与集体指标相结合** 考核体系虽是针对中层干部个人的考核,但带领科室、部门、党支部完成工作任务、促成医院发展目标的实现是中层干部工作的主要内容,因此集体绩效的优劣反映着中层干部的履职情况。

2. **定量与定性指标相结合** 定量指标是体现考核评价客观公正的重要抓手,但并非所有履职情况均能用定量指标反映,个人影响力、团队凝聚力等指标也不可或缺。为提升考核结果的信度和效度,得到更加科学准确、客观公正的评价结果,应建立定性、定量相结合的考核指标体系。

3. **结果反馈与工作持续改进相结合** 中层干部考核作为医院组织人事管理的重要内容之一,是不断改进与完善的动态科学管理模式。建立一套与考核相配套的结果反馈体系是加强考核科学性、灵活性的重要方式之一。

二、考核内容

《党政领导干部考核工作条例》明确规定,考核内容主要包括"德、能、勤、绩、廉"等。其中,具体内容如下。

1. **"德"** 主要是全面考核评估领导干部的政治品格与道德品行。其中,前者更加偏重于坚定理想信念、对党忠诚、尊崇党章、遵守政治纪律与政治规矩,在思想上政治上行动上和以习近平同志为核心的党中央保持高度一致等情况。后者则更偏重于坚守忠诚老实、公道正派、实事求是、清正廉洁等价值观,遵守社会公德、职业道德、家庭美德和个人品德等情况。

2. **"能"** 主要指全面考核干部履职尽责情况,尤其是应对突发事件、群体性事件过程中的政治能力、专业素养与组织领导能力等情况。

3. **"勤"** 主要指全面考核干部的精神状态与工作作风,重点了解发扬革命精神、斗争精神,勤勉敬业、恪尽职守,认真负责、紧抓快办,锐意进取、敢于担当,艰苦奋斗、甘于奉献等情况。

4."绩"主要指全面考核领导干部坚持正确政绩观,履职尽责、完成日常工作、承担急难险重任务、处理复杂问题、应对重大考验的情况和实际成效。工作实绩方面,以抓党建工作的成效作为党委书记的首要任务,而对于领导班子其他党员干部应当加大抓党建工作的权重。

5."廉"主要指全面考核领导干部落实党风廉政建设"一岗双责"的政治责任,严格遵守廉洁自律准则,带头落实中央八项规定及其实施细则精神,秉公用权,树立良好家风,严格要求亲属与身边工作人员,坚决反对"四风"和特权思想、特权现象等情况。

以公立医院高质量发展目标和中层干部岗位目标职责为出发点,结合习近平总书记提出的好干部标准与《党政领导干部考核工作条例》中的要求,公立医院中层干部考核涵盖"德、能、勤、绩、廉",对干部思想政治素质、工作作风、廉洁自律、落实党风廉政建设责任制、工作实绩、带领团队促进学科发展与建设、加强医疗质量管理与文化建设等方面发挥作用的全面考核,其具体考核内容如表4-1所示[3]。

表4-1 公立医院中层干部考核内容

维度	内容
德	政治立场与理想信念、大局意识、工作作风、敢于担当、为民服务
能	业务水平、推动落实、问题解决、工作创新、组织协调和管理能力
勤	勤政务实、工作积极、爱岗敬业、严于律己、甘于奉献
绩	落实绩效任务、工作实绩和业绩、履职情况、工作效率与效果、医疗质量
廉	克己奉公、医德医风、遵纪守法、廉洁自律以及负责团队党风廉政建设情况

三、构建工具

传统的人事管理模式仅简单考核中层干部的"德、能、勤、绩、廉"指标，或以单一财务指标衡量业务科室中层干部履职情况，由于其评估标准在客观、公正方面的欠缺，难以科学评价中层干部的实际履职情况，故不利于现代医院的发展。

为消除传统考核模式的弊端，全国各地各级医疗机构逐渐开始运用关键绩效指标法（KPI）、平衡记分卡（BSC）、综合目标管理（MBO）等现代绩效管理工具，科学构建公立医院中层干部考核指标体系[4]，这些绩效管理工具的适用范围与优缺点如表 4-2 所示。

表 4-2 各类绩效管理工具的适用范围与优缺点

工具	适用范围	优点	缺点
关键绩效指标法（KPI）	适用于规模较大，管理制度相对完善，关键绩效指标较易提取和量化的组织	（1）目标明确，有利于战略目标的实现（2）提出了客户（患者）价值理念，有助于强化运营理念（3）有利于组织利益与个人利益达成一致	（1）关键绩效指标较难界定（2）可能会使考核者过分依赖考核指标，而没有考虑人为因素和弹性因素，会产生一些考核上的争端和异议（3）不适用于所有岗位
平衡记分卡（BSC）	适用于战略规划目标明确、管理制度比较完善、管理水平相对较高的组织	（1）克服了财务评估方法的短期行为（2）使整个组织行动一致，服务于战略目标（3）能有效地将组织的战略转化为组织各层的绩效指标和行动	（1）实施难度大（2）指标体系的建立较困难（3）指标数量过多（4）各指标权重的分配比较困难（5）部分指标的量化工作难以落实（6）实施成本高

工具	适用范围	优点	缺点
平衡记分卡（BSC）		（4）有助于各级员工对组织目标和战略的理解 （5）利于组织和员工的学习成长和核心能力的培养 （6）实现组织长远发展 （7）提高组织整体管理水平	
综合目标管理（MBO）	几乎适用于所有组织，适用于素质较高或者职务较高的管理对象，更适合于管理者	（1）直接反映员工工作内容，结果易于观测，评价失误较少 （2）有助于提高员工工作积极性、责任心和事业心 （3）有助于改进组织结构的职责分工	未在不同部门、不同员工间设立统一目标，因此难以横向比较不同部门、不同员工的工作绩效，难以为晋升决策提供依据

1. 关键绩效指标法　关键绩效指标法（KPI）是指在组织内部，梳理某一流程的输入端、输出端的关键参数，通过对其进行设置、取样、计算、分析，评价流程绩效的一种目标式量化管理指标，是把组织的战略目标分解为可运作的远景目标的工具，是组织绩效管理系统的基础[5]。简单来说，该评估方法用战略目标分解下的关键绩效指标作为考核评价的标准，将职工的工作绩效与关键绩效指标评价结果进行对比，该方法是由医院管理部门将工作内容细分并以分值形式进行考核的方式。

评价指标必须是完成组织目标的关键指标，通过分析公立医院的战略发展目标，细分各科室、部门、党支部的职责，进而分析科室、部门、党支部内各成员的岗位职责，把医院发展战略目标逐级分解为临床/医技科室、行政职能部门、党支部以及每名职工的工作目标,从中获取关键要素,最终确定关键绩效指标。

2. **平衡记分卡**　平衡记分卡(BSC)是企业管理中常见的绩效考核方式之一,是将企业的战略目标分解为运营表现、客户体验、内部管理、学习与成长四个维度[6],落实为可评估的细化指标与目标值的一种考核指标体系。当前,平衡记分卡多被应用于公立医院中层干部考核之中,基于公立医院的公益性质与医疗服务功能,结合其运营和管理特点,针对性地将战略目标进行对应转化:运营表现维度转化为服务效能维度、客户体验维度转化为满意度维度、内部管理维度转化为质量安全维度、学习和成长维度转化为学科发展维度[7]。

3. **综合目标管理**　综合目标管理(MBO)指根据各科室、部门、党支部的实际,分别从控制与管理角度出发,将总目标拆解细分为各科室、部门、党支部子目标,每个子目标对应有负责人,形成互为联系、互为补充的目标评价任务书[8]。中层干部签订目标责任书,并根据目标实现情况开展目标考核。

四、多维考核指标的确定

构建中层干部考核体系的目的,不仅是考核中层干部个人,更是要以结果为导向,确立发展方向,加强目标牵引,促进公立医院高质量发展。因此,科学的指标确定方法亦是实现其目的的重要过程。

1. **明确医院的愿景、使命与目标**　坚持以习近平新时代中国特色社会主义思想为指导,深入贯彻落实健康中国战略,坚持以人民健康为中心、以实现公立医院高质量发展为总体目标,将医院的愿景、使命、发展目标以及以公益性为核心的医疗卫生体制改革作为考核指标确立的依据和根源,确保中层干部考核指标体系与医院发展内涵的高度一致性。

2. **确定考核评价指标**　根据医院发展目标、中层干部职责与工作实际,以及科室、部门、党支部管理重点,结合文献查阅、专家访谈,召集院内相关职能科室负责人召开头脑风暴会议,广泛获取涵盖"德、能、勤、绩、廉"的中层干部考核指标,将收集得到的数据与信息分层梳理、分类汇总。划分软指标、硬指标,将中层干部业绩指标等客观指标作为硬指标,将主观评价指标作为软指标;划分分级指标,初步拟定中层干部考核指标库。根据考核指标对于实现医院发展目标的重要性与其对于中层干部履责情况的反映能力,提取形成完整的考核指标体系。

3. 确定考核指标权重　确定重点是客观评价的必要因素之一。因此,需区分各指标在体系中占据的地位、计算各个指标的权重,体现其在体系中的重要性[9]。充分考虑各指标的关键性、可控性、可测性三方面因素,采用层次分析法、权值因子判断表法、主观经验法等方法来赋予考核指标权重,并运用德尔菲法进行修正,最终确定各级指标的权重。

五、中层干部分类考核评价指标体系

中层干部考核评价指标体系主要依据岗位要求内容和指标来设置,将中层干部岗位分为临床/医技科室、职能部门和党支部三类,将以上三类的岗位指标作为综合考评的依据。本文以年度考核为例,详细阐述上述三类公立医院中层干部考核指标体系。

1. 临床/医技科室中层干部考核　当前,我国公立医院临床/医技科室中层干部考核指标体系主要由思想政治素质与道德品行、精神文明、廉洁自律、工作业绩等构成,其中,工作业绩评估内容包括工作量与工作效率、医疗服务质量、医疗成本控制、教学、科研、科室管理、服务质量、重点任务、专项任务、人才建设、学习与宣教等各项工作任务和指标的完成情况,设置加分项,并将各类违纪违规行为纳入一票否决项,其代表性考核指标体系如表4-3所示[10-12]。

2. 职能部门中层干部考核　公立医院职能部门是医院的管理机构,业务范围涵盖医院的人、财、物、医、教、研等,不仅承

表 4-3 公立医院临床 / 医技科室中层干部考核指标体系

维度			指标
思想政治素质与道德品行			社会公德与个人品德
			职业道德
			思想政治水平
精神文明			获得各级、各类荣誉情况
			医疗投诉和纠纷
			文明创建活动参与情况
廉洁自律			遵纪守法、忠于职守、廉洁奉公
工作业绩	业务量与效率	临床科室	门急诊、出院和住院手术业务量 床位使用率、平均住院日、病床周转次数、术前平均等待时间 职工人均门急诊、出院和住院手术人次数
		医技科室	医疗检查项目、检查人次
	医疗质量	临床科室	科室医疗质量安全管理与持续改进、单病种（上报例数、平均住院日、病死率等医疗质量与预后情况指标）、临床路径管理、医疗不良事件、危急值管理、临床输血管理、医院感染管理、临床合理用药、病历书写质量等
		医技科室	医院感染管理、标本规范、危急值传报、报告合格率、报告及时性、医疗不良事件管理
	医疗成本控制	临床科室	药占比、材占比、均次检查化验占比、一次性物品使用率、门急诊均次费用、出院均次费用、均次药费、均次卫生材料费、均次化验检查费用
		医技科室	医疗器材耗材费用、设备利用率等
	教学		常规教学工作（基础工作、研究生工作、教学规范）、教学管理研究（教学论文、教材编写、教学课题、教学管理、教学成果或获奖）、带教学生数、考试合格率、资格证通过率

维度		指标
工作业绩	科研	学科平台建设、科研获奖、科研课题立项/资助与年度增长情况、科研项目完成质量、新技术新项目开展情况、论文发表情况、国内外学术交流情况
	科室管理	科室员工满意度、核心制度执行情况
	服务质量	患者满意度
	重点工作	医院/科室重点工作计划与执行情况
	专项工作	应急能力建设等
	人才建设	人才引进与各类人才计划获得情况
	学习与宣教	获得各级新闻媒体正面报道或撰写新闻稿、医学科普文章并被各级媒体采纳,培训会议出席情况
加分项		工作创新
		获得各级先进、奖励情况
一票否决项		有严重医、教、研、管差错
		严重违纪违规
		有被查实的党风廉政、红包回扣、商业贿赂问题
		违反中央八项规定
		有严重的医德医风问题

担保障医疗服务、教学科研高效运行的责任,同时在医院与科室之间发挥承上启下的作用,确保医院上下政令畅通、执行到位,是医院顺畅运转的重要环节[13]。职能科室中层干部起着贯彻落实上级决策、传达指令、部署任务、监督落实情况、执行与决策之间沟通桥梁的作用,其工作具有服务性、事务性的特点,导致其考核主观性较大、难以衡量[14]。因此,建立合理反映职能科

室中层干部履职情况、公正、客观、切实可行的考核指标体系,对提高执行力和管理效能具有重要的现实意义。

　　当前,我国公立医院职能科室中层干部考核指标体系主要由思想政治素质与道德品行、精神文明、廉洁自律、工作实绩等方面构成,其中工作实绩涵盖工作制度、常规工作、重点/专项工作、学习与宣教等各项工作任务和指标的完成情况,设置加分项,并将各类违纪违规行为纳入一票否决项,其代表性考核指标如表4-4所示[15]。

表4-4　公立医院职能科室中层干部考核指标

维度		指标
思想政治素质与道德品行		社会公德与个人品德
		职业道德
		思想政治水平
精神文明		获得各级、各类荣誉情况
		医疗投诉和纠纷
		文明创建活动参与情况
廉洁自律		遵纪守法、忠于职守、廉洁奉公
工作实绩	工作制度	科室各项制度健全及改进
		科室预算执行、成本管理(节能降耗及耗材使用情况)
		科室安全生产
		工作规范化水平
		工作流程创新情况
	常规工作	岗位职责履行
		指令性任务完成情况
		指令性任务改进措施完成情况
		科室管理(科室员工满意度及规章制度落实情况)

续表

维度		指标
工作实绩	重点/专项工作	医院年度工作计划/重点工作执行情况
		科室年度工作计划/重点工作执行情况
		应急能力建设等
	学习与宣教	培训会议出席情况
		宣传报道情况
加分项		工作创新
		科研课题立项
		发表论文情况
		获得各级先进、奖励情况
一票否决项		有严重医、教、研、管差错
		严重违纪违规
		有被查实的党风廉政、红包回扣、商业贿赂问题
		违反中央八项规定
		有严重的医德医风问题

3. **党支部书记考核** 党的十八大以来,党中央重点强调要大抓基层、大抓支部,抓好基层党组织带头人队伍建设。2018年,中共中央办公厅印发《关于加强公立医院党的建设工作的意见》,明确提出要把党支部建设成为坚强战斗堡垒,医院内设机构党支部要突出政治功能,加强对党员的直接教育、管理、监督,做好组织、宣传、凝聚、服务群众工作。2019年1月,中共中央办公厅印发《中共中央关于加强党的政治建设的意见》,明确党的基层组织要着力提升组织力,突出政治功能、强化政治引领,下大气力解决软弱涣散问题;党支部要担负起直接教育党员、管理党员、监督党员和组织群众、宣传群众、凝聚群众、服务群众的职责,发挥好战斗堡垒作用。

公立医院党委应严格遵照新时代公立医院党建总要求,加强党支部书记考核,明确党支部书记考核指标,构建定性与定量相结合、党建工作与业务工作相结合、党内评价与党外评价相结合的考核体系,为培养优秀党支部书记、加强基层党支部建设、助力医院高质量发展提供保障。

当前,我国公立医院党支部书记考核指标体系主要涵盖支部建设、组织发展、党员教育、日常管理、作用发挥等方面,同时考虑党支部对各项特殊任务的参与程度(援建工作、干部挂职锻炼情况等),设置加分项,并将各类违纪违规行为纳入一票否决项,其代表性考核指标如表4-5所示。

表 4-5　公立医院党支部书记考核指标

维度	指标
思想政治素质与 道德品行	社会公德与个人品德
	职业道德
	思想政治水平
精神文明	获得各级、各类荣誉情况
	医疗投诉和纠纷
	文明创建活动参与情况
廉洁自律	遵纪守法、忠于职守、廉洁奉公
支部建设	计划总结
	班子健全
	参加会议
	党员满意度
	党务公开
组织发展	新增申请对象
	党员发展
	谈心谈话

续表

维度	指标
党员教育	组织生活
	完成上级组织工作
	理论学习
日常管理	党费收支
	遵规守纪
	组织关系
	民主评议
	党内帮扶
作用发挥	群众满意
	特色活动
	服务社会
	发挥作用
加分项	选派人员参与援外、援藏、援疆、援滇任务
	推荐挂职干部
	积极参与区域化党建
一票否决项	有严重医、教、研、管差错
	严重违纪违规
	有被查实的党风廉政、红包回扣、商业贿赂问题
	违反中央八项规定
	有严重的医德医风问题

第三节
公立医院中层干部考核的组织与实施

一、公立医院中层干部考核的组织框架

为了保证考核的有序开展,相关职能部门应相互配合。由

医院牵头成立中层干部多部门考核评价小组,小组成员包括党委办公室、院长办公室、组织人事处、医务处、审计科、教育处、护理部、信息部等相关职能科室负责人。评价小组一般采用看、听、问、查、座谈、测评等多种方式,评价以医院统一的规章制度和考核标准为依据。医院同时成立监督小组,小组成员包括纪委办公室和监察科人员,对中层干部考核评价的全过程开展监督[16]。

二、公立医院中层干部考核的实施过程

公立医院中层干部考核的主要对象是职能部门的干部、临床 / 医技科室的干部与党支部书记等。干部考核聚焦医院发展战略目标,同时兼顾医院的年度目标。合理制订考核周期,开展"定期考核",将传统的"期末大考"转化为"随堂检测",着力构建"平时、专项、年度、任期"四位一体考核体系。采取"望闻问切"四步法,即察看汇报总结,"望"外在表现;听取测评反馈,"闻"群众反响;细寻蛛丝马迹,"问"存在问题;科学运用结果,"切"调整优化,全方位、多渠道、多层次了解中层干部情况。考核工作中,主要包括岗位综合评定、述职评价和民主测评等,按照所在岗位、科室 / 部门 / 党支部分类考核,采用不同的考核指标及权重。同时,通过对医院年度发展计划、战略目标实现的要素进行归纳和提取,对内部流程的关键参数进行计算和分析,遵循"二八定律"进一步将医院战略目标进行分解,纳入年度考核指标体系[17]。

1. 岗位综合考评 医院岗位综合考评按照相关职能科室分工合作、综合评分的模式开展。考评小组根据考核评价内容把任务分配到对应职能科室,由其提供所需信息,包括医院信息系统(hospital information system,HIS)基础数据、各类工作记录、相关考核记录等,并按照定量考核指标及标准将相关指标进行量化打分,各职能科室各负其责、互不干涉。考核小组深入临床 / 医技科室、职能科室、党支部,被考核对象就当年度科室、部门、党支部工作进行总结汇报,并认真提供考核资料。考核小组

依据各项任务指标、统计数据和各职能科室平时检查通报,分别予以打分。最后由组织(人事)部门负责收集、整理。

2. **民主测评和述职评价** 民主测评中,医院建立上级评价、同级评价与下级评价的评价体系(图 4-1),考评小组可以全方位获取不同利益相关方的意见。同级评价让中层干部从另一个角度评价自己,让其发现自己与同级干部的差距,进一步提升中层干部能力[18];下级评价则大大激活医院员工的集体意识和提升员工归属感。述职评价主要包括述职答辩与现场提问两个环节,述职答辩由中层干部从思想政治、工作思路、医教研工作、行政 / 党务管理、医德医风等方面介绍自己的工作内容及工作成效。述职评价的评委由医院党委委员组成,亦可根据实际情况调整。评委综合现场述职及提问回答情况,结合平时表现最终形成该中层干部的综合得分。

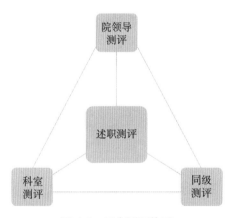

图 4-1 **民主测评体系**

三、公立医院中层干部考核的结果应用

公立医院中层干部考核综合定期考核和年度考核两种考核结果,促进过程考核的目标与结果考核的目标相一致。充分考虑考核过程中因为主观和客观原因产生的趋中效应等导致考核结果无法拉开等次,考核采用强制分布法将中层干部考核结果

进行转化,以此拉开中层干部考核等次,提高考核的可操作性与准确性,其代表性评价标准如表 4-6 所示[19]。根据考核结果评定考核等次,并引入公示、申诉等环节,确保考核公平、公正、透明。

表 4-6　代表性评价标准表

评价标准	总分	考核结果占比 /%
优秀	≥90	5~15
称职	75~89	20~30
基本称职	60~74	40~70
不称职	≤59	≤5

1. 构建合理、多样化的激励机制　干部考核是干部管理的重要组成部分,根据考核结果实行有效应用与反馈亦是干部管理中关键的一环。

首先,建立干部能上能下的用人机制。基于客观的中层干部考核,制定中层干部选任制度,营造公开、平等、竞争、择优的用人环境。在中层干部选拔任用上破除终身制,按照年度考核结果,基于任人唯贤、能上能下的原则,形成合适人才到合适岗位上的能上能下良好氛围。同时,实行干部任期制,中层干部考核结果优秀者,可依据工作实际实行连任。

其次,建立合理的干部薪酬激励机制。开展岗位工作分析,细化到各项工作任务,建立相应的岗位说明书,借此建立相对独立的绩效激励机制,将绩效、奖励与考核结果挂钩,依据考核结果,分等次按比例发放管理绩效。同时,建立岗位津贴、专项补助,前者主要反映多岗位工作的中层干部所应得的津贴,后者是奖励因专项工作需要,临时抽调去完成某项工作的中层干部,如国家重大项目等。薪酬体系进行差异化分配,充分反映中层干部的履职情况。

再次,建立多元的激励机制。分类运用考核结果,将其与干部的监督管理、教育培训、职称与职务晋升等有机结合起来,实施动态管理。在建立健全动态管理模式的同时,完善保险与福利保障体系,实施个性化、人性化的保障政策;加强对中层干部的人文关怀,组合使用谈心谈话,调整工作模式、工作岗位等各类手段。同时,畅通双线晋升机制:职务晋升方面,畅通各类岗位的交流渠道,鼓励不同类型中层干部岗位双向交流;职称评聘方面,打通职称序列的限制,鼓励多类序列职称晋升。

2. **建立正负激励相结合的奖惩制度** 加强对中层干部的心理和行为激励,综合运用正负两种激励类型。通过奖惩反馈机制将发现的问题及时反馈给中层干部,让其全方位了解自己工作的真实情况,了解自己科室、部门、党支部管理工作各方面与其他科室、部门、党支部相比之下的优势与差距,及时明确下一步改进方向和工作目标。根据干部考核结果,对综合评定优秀的干部以一定形式予以肯定,同时组织交流分享先进的管理经验,促进共同进步。在任期内科室/部门/党支部管理未达预期目标、发生医教研管差错、违纪违规者,对负责人酌情扣减管理绩效。此外,依据考核结果,对履责不佳的中层干部开展谈话;运用考核结果,实施职务调整,发生一票否决项行为者,视情形进行组织调整,做出限期改正、降职或免职处理。

运用负激励时注意把握尺度,根据干部特点分类对待。充分发挥干部考核的指挥棒作用,有效激发中层干部尽职履责的内生动力,促进中层干部积极改进作风、提高工作效率,树立中层干部担当作为、务实勤廉的良好形象,形成良好的风范,产生无形的正面行为规范,积极引导全体医务人员的工作行为。

第四节
公立医院中层干部考核现存问题及改进对策

一、公立医院中层干部考核现存问题

1. **考核指标体系科学性、合理性不足** 中层干部考核工作

在实际执行期间,存在考核指标设置科学性与合理性不足、评价指标的深度和广度不足的问题[20],岗位目标考核作用、工作的贡献度体现不足,对干部履职情况的科学评价与积极性的激发产生消极影响[21],影响实际工作的顺利开展。以临床/医技科室中层干部为例,现行考核体系对学科基础、资源投入与管理投入的重视程度不足,单一的医疗业绩无法全面反映中层干部的实际履职情况。同时,在考核工作中,评价指标区分度不够,可能导致岗位间的差异分析无法开展,继而很难反映中层干部考核的科学性[22]。

2. 考核指标体系中高质量发展内涵体现不够　要实现公立医院发展战略目标、落实医院各项任务,中层干部是关键[23]。《公立医院高质量发展促进行动(2021—2025年)》(国卫医发〔2021〕27号)指出,以国家医学中心和国家区域医疗中心建设和设置为引领,以学科、人才队伍和信息化建设为支撑,以医疗质量、医疗服务、医学教育、临床科研、医院管理提升为重点,促进公立医院医疗服务和管理能力再上新台阶。当前,我国公立医院中层干部考核指标体系建设仍有待加强,与公立医院高质量发展的要求还有差距,其考核方向对高质量的体现不足、对发展的引导作用不强,仍有待进一步完善。

3. 考核体系量化评价有待完善　当前,部分公立医院中层干部考核评价仍以定性指标为主,判断标准含糊、不客观,其考评结果往往容易掺杂个人情感、受评价者主观影响较大[24],缺乏科学性和客观性,很难真实地反映干部的实际履责情况[25]。

4. 考核工作多趋于形式化　在医院管理工作中,考核是组织人事管理的主要手段之一。但在实际工作中,由于考核工作的复杂性、实际监管工作不到位,导致部分公立医院中层干部的考核工作趋于形式化、未能落到实处,得不到对实质问题的分析。其主要原因在于考核重要性认识不足、考核理论基础支撑不够。这种情况不仅会影响考核结果的真实性,亦无法发挥考核的导向作用,不利于医院的总体发展[26]。

5. 考核结果运用不足、有效反馈作用不大　目前,部分医院仅将考核结果作为评先选优的参考依据之一,考核结果的运用严重不足,难以对中层干部起到约束和激励作用[27]。同时,在实际建设中,考核结果的反馈得不到重视,考核部门与中层干部间缺乏有效沟通,对于结果反馈的理解存在多方偏差,反馈的形式单一、缺乏对不同人员差别的分析,不利于考核结果的有效反馈与工作的进一步改善[28]。

6. 信息化建设有待继续加强　先进的信息管理系统有利于提高考核的高效性,系统中的数据可直接被用来进行比较分析。信息系统建设的滞后则会使部分数据的获取变得比较困难,而手工记录的原始工作信息则易产生真实性、准确性不足等问题,从而影响考核结果的准确度。目前,中层干部考核的信息系统基础支持作用发挥不足,大大影响了考核的科学性与有效性,仍有待进一步加强建设。

二、公立医院中层干部考核改进对策

1. 细化考核内容,增强考核指标针对性　首先,普遍性与差异化的统一是进一步细化考核工作的重要遵循。细化的指标既要有体现中层干部应具备的普遍性能力的共性指标,又要有能体现不同岗位中层干部能力的个性指标,从而体现考核的差异性,提高考核的针对性。

其次,考核内容、考核指标体系的确定应与新时代公立医院高质量发展的总体目标紧密契合。按照国家出台的《公立医院高质量发展评价指标(试行)》《关于加强三级公立医院绩效考核工作的意见》《关于加强公立医院党的建设工作的意见》等文件规定,公立医院中层干部考核要聚焦党建引领、结构改进、能力提高、创新能力提升与文化建设等主题,细化完善考核指标体系,并根据医院战略发展目标进行动态调整。

再次,细化考核标准要将量化考核与定性考核相结合。根据岗位职责、以岗位说明书为抓手制订合理、可衡量的考核指标,设定合理的量化标准,并结合定性评价,基于其他利益相关方的意见确定定性评价标准,以保证其公平、公正、公开。避免中层干部考核评价流于形式,达到考核评价结果全面准确反映中层干部的工作情况及工作实效,实实在在把干得好的干部与干得不好的干部区分出来,真正让干事者有位,不断激发广大干部职工的积极性。

2. 实现考核常态化、制度化、全覆盖　一方面,建立动态的考核模式。采取日常考核、季度考核以及年终总评相结合的考核办法,从简从精抓平时考核、协同联动抓专项考核、统筹规范抓年度考核。以阶段性的考核为抓手,快速掌握被考核对象工作完成情况,及时发现其工作中的问题并给予相应的指导,既保持干部工作积极性,又能够提高其工作效率。同时,广泛吸纳各级组织意见,全方位、多渠道了解干部工作履职情况,目的是尽可能多地采用不同的考核评价方法来全面客观地考核评价每一名干部。

另一方面,明确考核程序。考核程序是医院中层干部考核的主要内容,考核程序是否合理也将直接影响到医院中层干部考核的公平与效率,因此,要保证医院中层干部考核工作的顺利实施,则须进一步明确考核程序。

3. 加大考核结果运用,推进形成有效反馈　干部的奖惩、任命与绩效发放主要依靠中层干部考核结果,故须建立分考核等次按比例发放绩效制度,并对于任期内有重大医疗纠纷、预算执行率差、年度安全考核不合格(干部本人、主管科室/部门/党支部)等情况酌情扣减绩效,同时对于考核结果不及格的中层干部进行诫勉谈话,严重者可予以免职。只有将考核结果与奖励表彰、薪酬福利、职称晋升、干部任免与职务续聘等相挂钩并实施动态管理,才能真正促进中层干部管理工作的持续改进。

同时,须进一步加强考核管理人员与被考核中层干部之间的沟通,广泛吸纳意见与建议,提升结果的客观性。对被考核人工作内容作出全面掌握,并结合其实际情况以不同形式进行考核结果反馈,敦促其对自身工作产生正确认识,从而加强考核的有效性,帮助考核工作顺利执行。

4. 加强干部考核信息化建设　要实现考核评价工作的科学化、标准化、便利化，信息化技术不可或缺。基于信息化技术的考核评价优势主要有：一是通过信息系统，不仅可智能化制订考核对象、考核项目和考核内容，还可以实现局域网环境下考核数据的直接传递和汇总分析，大大节约了人力、物力和财力；二是有助于打消情面顾虑，采取不记名打分；三是考核结果由系统自动统计和核算，提高考评效率、减少统计误差等。

第五节
典 型 案 例

以广东省某医院外科中层干部绩效考核为例[29]，中层干部绩效考核指标分为工作目标考核、管理目标考核、岗位责任考核。①工作目标考核评价最低分为 80 分，最高分为 120 分，每个考核项目为 10 分，考核计分主要是以财务数据为考核依据，护士长的考核参照科室中层干部的考核。②管理目标考核根据结果得分进行排序，共分 A、B、C 等级，其中等级 B 为 100 分，等级 A 与等级 C 在等级 B 的基础上分别上浮 10%、下浮 10%，即 A 为 110 分、B 为 100 分、C 为 90 分。③工作岗位考核是根据不同的工作岗位职责内容开展相应的考核，初始值为 100%，如某项工作未到达要求或完成得不到位，则主要责任人在初始值基础上减 8%，领导责任人减 2%。

如表 4-7 所示，每项外科中层干部考核一级项目类别下有二级考核内容，有对应的考核评分标准。医院绩效考核每季度汇总干部总评分。为确保公平性与科学性，考评小组和考评委员将对结果进行把关。

中层干部的管理绩效奖金计算公式：奖金 = 基准数 ×（工作目标的分数 + 管理目标的分数）÷200× 工作岗位的考评值。其中，基准数是按照医院的职能部门类别划分，医院党政领导班子、支部书记与支委是 A 等级；中层正职是 B 等级。B 的基准数根据医院的基础数据确定，A 的基准数对应 +20%。

表 4-7 外科中层干部绩效考核表

考核项目	考核内容	考核标准	得分	考核人
工作目标	药品率	……		财务部
	每门诊次均药费	控制在指标以下的不扣分，超指标的扣分		
	每门诊次均费用	控制在指标以下的不扣分，超指标的扣分		
	社保费用控制	控制在指标以下的不扣分，超指标的扣分		
	收住院人数	人均医保住院费用增长控制达标的不扣分，不达标的扣分		
	满意度	同期对比每增加 1% 得 / 减少 2 分		
		标准分为 85 分，达标的不扣分，不达标的每少 1 分扣 1 分（部门测评占 50%，院领导测评占 50%）		院办
	技术创新及疑难患者收治	技术创新（医院审核）不少于 1 次 / 半年加 5 分；收治疑难患者（医务审核）每例加 1 分		医务部
管理目标	科室质量与安全管理（共 5 分）	科室有成立医疗质量与安全小组，有职责、制度（2 分）；质量与安全小组每月有检查记录（2 分）；科室有专门的质控人员，参与科级和院级质控（1 分）		医务部、护理部
	科室质量与安全管理（共 12 分）	签署科室主任医疗质量责任状（1 分）；科主任有工作计划、工作制度、实施记录（3 分）；科主任、质控员有工作记录（2 分）；科室定期进行质量与安全的检查记录（每月一次）（1 分）；科室进行质量与安全的讨论会		医务部、护理部

续表

考核项目	考核内容	考核标准	得分	考核人
管理目标	科室质量与安全管理（共12分）	议记录、整改方案及持续改进（每季度一次）（2分）；科室有总结报告（每年一次）（1分）；对本科室安全质量与安全指标进行收集和能够运用质量管理方法与工具进行持续质量改进分析（每季度一次）（2分）		医务部、护理部
	关键环节和重点部门的管理（共4分）	医疗质量关键环节（如危急患者管理、围手术期管理、输血与药物管理，有创诊疗操作等）管理标准与措施（2分）；重点部门（急诊室、手术室、内镜室、导管室、重症病房、产房、新生儿病房等）的管理标准与措施（2分）		医务部、护理部
	医疗质量管理工具（共8分）	查由科室提供的质控组织、人员与培训情况（要求科室至少有1名质控员，科主任和质控员每年至少接受1次质量管理培训）（查签到表、课件）（4分）；科室每半年至少开展1次质量管理的活动，并日每半年能利用质量管理工具，分析找出质量管理中存在的问题进行整改并持续改进（4分）		医务部、护理部
	病历书写与管理规范（共4分）	临床医生对《病历书写基本规范》的知晓率达到100%（2分）；临床医师对疾病分类手术操作分类知识知晓率≥90%（2分）；乙级病历丙级病历的扣分项的管理规定按相应的管理规定执行		医务部、护理部
	非计划再次手术（共10分）	作为对手术科室质量评价的重要指标（1分）；作为对手术医师资格评价，再授权的重要依据（2分）；发生非计划再次手术的科室要及时上		医务部、护理部

续表

考核项目	考核内容	考核标准	得分	考核人
管理目标	非计划再次手术（共10分）	报医务部（5分）；发生非计划再次手术的科室要组织科室全科讨论，必要时进行全院会诊（2分）		医务部、护理部
	临床危急报告制度（共6分）	查临床科室危急值的登记本是否完善（2分）；临床医师对危急值有追踪、处置的病程记录（查病历）（2分）；临床科室对危急值记录本的病例讨论记录本（2分）		医务部、护理部
	临床路径与单病种质控（共5分）	临床科室有实施小组及其职责、分工的文件（2分）；临床科室实施临床路径的相关记录、表单符合要求及提出临床路径的修订建议（3分）；未按医院临床路径管理实施细则执行及未按规定完成指标的扣5分		医务部、护理部
	医疗安全不良事件（共10分）	临床科室对医疗安全不良事件报告制度、报告途径、流程的知晓率100%（3分）；查科室医疗安全不良事件登记本（2分）；一、二级医疗安全不良事件及时上报、避免造成严重后果（5分）		医务部、护理部
	医疗质量管理制度、重点是核心制度（共4分）	抽查临床科室的学习记录本（每季）（2分）；科室对在岗人员的制度执行情况的检查考核记录（每季）（2分）		医务部、护理部
	手术质量与安全管理（共4分）	为每位手术患者制订手术治疗计划或方案（1分）；手术治疗计划记录于病历中，包括术前诊断、拟施行的手术名称、可能出现的问题与对策等（2分）；根据手术治疗计划或方案进行手术前的各项准备（1分）		医务部、护理部

续表

考核项目	考核内容	考核标准	得分	考核人
管理目标	手术安全核查（3分）	正确实施"三步安全核查"并正确记录（1分）；手术院感风险评分表填写及时完整（1分）；手术安全核查项目填写完整（1分）		医务部、护理部
	医疗纠纷及投诉（共10分）	经医疗事故技术鉴定为主要事故责任的扣10分，次要责任的扣7分，轻微责任的扣5分；发生有效投诉至职能部门，每宗扣2分。科主任不重视、不配合职能部门及时协调处理的扣4分		医务部、护理部
	医院感染防控（共5分）	及时上报科室季度院感防控指标反馈及分析（3分）；监控指标达标（2分）		医务部、护理部
	抗生素使用（共5分）	无指征使用或滥权使用均不得分；抗生素使用率一季度后逐月累计，不达标不得分；达标并没违反抗生素使用原则的得5分		医务部、护理部
	其他（共3分）	无正当理由不服从医院组织安排的义诊、下乡、应急等任务的每次扣3分，完成情况良好的加3分		医务部、护理部
岗位责任	外科主任	共10项标准		人事部
	外科护士长	共11项标准		
汇总				

医院中层干部绩效考核每三个月一次,考核主要综合工作目标、管理目标与工作岗位考评分,是评价医院的中层干部管理水平的依据。医院还会对中层干部开展年终考评,分为合格等次与不合格等次,并对合格的中层干部进行奖励,对不合格的中层干部根据其评价情况分别给予相应的处分。

(吕超　邵佳祺　郭颖凌　高虹　李耘)

参 考 文 献

[1] 孙庆章.中国高等学校中层干部绩效考核:问题与对策[D].北京:北京师范大学,2012.

[2] 白昊.医院中层干部考核工作探讨[J].中国集体经济,2019(21):106-107.

[3] 郑立冬,李春霞,陈航.应用PDCA构建中层干部考核体系[J].中国卫生质量管理,2019,26(5):128-131.

[4] 孙亚军,张瑜.公立医院中层干部年度考核体系的构建[J].江苏卫生事业管理,2016,27(3):35-36.

[5] 刘毅,龚永,吴琦.S医院中层干部考核体系建立的研究[J].实用医院临床杂志,2018,15(6):256-258.

[6] 连艺.平衡计分卡在公立医院绩效考核中的运用刍议[J].中国总会计师,2016(12):110-111.

[7] 谭明明,马黎,张勤,等.基于BSC和AHP的公立医院绩效考核实践与改进[J].医院管理论坛,2021,38(6):25-29.

[8] 钱玉琪,朱虹,张彤.医院中层干部多维考核体系构建与应用效果分析[J].现代医院,2021,21(10):1564-1566.

[9] 方秀斌.三级综合医院职能部门效能考核体系构建初探[D].合肥:安徽医科大学,2014.

[10] 刘慧明,陆嘉惠,朱凌云,等.构建医院中层干部多维考核体系[J].中国卫生质量管理,2018,25(2):111-113.

[11] 蒋晓燕,蒋晓斌,蔡冬梅.基于目标管理法和关键绩效指标法的临

床业务科主任绩效考核分配体系研究[J].交通医学,2022,36(3):
322-326.

[12] 徐霞,刘奇川,王志刚,等.医疗质量考核排名在医院持续质量改进
中的应用[J].山西医药杂志,2016,45(2):216-218.

[13] 张海丽,王艳霞,王婧格,等.论医院医技科室绩效考核体系的建立
与实践[J].财经界,2020,540(5):231-232.

[14] 吴迎春.公立医院职能科室以业绩贡献为导向激励机制的难点突破
[J].经济师,2021(4):254.

[15] 刘燕棉.论公立医院职能部门中层干部年度绩效考评机制的构建
[J].中国产经,2021(15):134-135.

[16] 何海琼.医院中层干部年度考核的实践与创新[J].经济师,2019
(8):270-271.

[17] 高红梅.医院中层干部量化考核实践[J].中国卫生质量管理,2008
(6):42-44.

[18] 张骁.公立医院绩效管理及绩效考核方案设计[J].经济师,2020
(6):240.

[19] 顾文英,童莹,李端树.多维度的绩效考评体系在医院中层干部考核
中的应用与体会[J].中国肿瘤,2012,21(5):330-332.

[20] 吴菁,袁权,黄晓琳,等.综合医院行政管理干部绩效考核体系构建
研究——以T医院为例[J].卫生经济研究,2014(2):43-45.

[21] 张惠琴,伦启华,陈春红,等.公立医院中层干部绩效考核评价体系
的构建及应用[J].经济师,2018(9):258-259.

[22] 易俊忠.公立医院干部队伍建设现状与对策研究——以河南某三甲
医院为例[J].环渤海经济瞭望,2021(11):137-139.

[23] 成俊芬,杨莹,陈影红,等.浅析"综合目标管理绩效考核"在提高基
层医院中层干部执行力中的作用[J].中国卫生标准管理,2016(1):
17-18.

[24] 戴绍兰,龙思哲,李嘉颖,等.高质量发展为导向的业务科室主任目
标管理考核体系构建[J].中国医院,2022,26(9):69-72.

[25] 牛天明.基于关键指标法的三级公立医院行政科室中层干部绩效考
核研究[J].中国医院统计,2020,27(5):446-449.

［26］郭琳.新时代加强地市级公立医院中层干部队伍建设对策研究——
以 HZ 公立医院为例［J］.办公室业务,2021(9):156-157.

［27］宋轶红.医院中层干部绩效考核问题及应对［J］.中国卫生产业,
2018,15(25):23-24.

［28］李立群.提升医院职能部门中层干部执行力的思考［J］.江苏卫生
事业管理,2020,31(11):1517-1520.

［29］黎佩莲.医院中层干部开展绩效考核的实践与思考［J］.人力资源,
2020(22):112-113.

第五章

公立医院中层干部的管理监督

第一节
干部管理监督的理论基础

一、干部管理监督的基本内涵

监督作为一种社会现象,本质是一种控制行为,属于管理活动的一种。

根据《辞源》,汉语中"监督"最早出现在《后汉书·荀彧传》:"古之遣将,上设监督之重,下建副二之少任,所以尊严国命而鲜过者也。""监督"在这里作名词,指古代对将领进行监察的官职。近代以来,监督活动日益丰富,"监督"的词义也随之发生扩大和转移,更偏向指检查、监察、督促、调节、纠偏等活动。总的来讲,"监督"一词本义是为了控制而采取的措施。到了现代,监督的范围已逐渐扩大到社会活动的方方面面,但监督的本质仍然是一种控制行为。权力监督本质上是权力控制,质量监督本质上是质量控制,物价监督本质上是物价控制[1]。

干部是党和国家事业的骨干,既是国家各项政策措施和工作部署的执行者,也是本单位物质、精神和政治文明建设的决策者、组织者和实施者,在社会进步和单位事业发展中起着承上启下的关键作用,具有权力大、责任重、影响面广的鲜明特点。对干部进行合理有效的监督是确保干部能够发挥关键作用的重要途径,监督的范围包括干部权力的运用、党风廉政、思想政治等各个方面,贯穿于干部成长的整个过程中,是一个完整的有机链条[2]。

党和国家历来高度重视干部的管理监督,随着社会主义建设的不断发展,干部监督管理的内涵不断丰富。党的十八大以来,以习近平同志为核心的党中央高度重视管党治吏工作。习近平总书记对从严管党治吏提出了多项重要指示和精辟论述,为做好新时代公立医院干部管理监督工作提供了重要遵循。

第一,全面从严治党的关键在于从严治吏。习近平总书记反复强调,"党要管党,首先是管好干部;从严治党,关键是从严治吏。""如果干部队伍素质不高、作风不正,那党的建设是不可能搞好的。"从战略性和全局性的高度深刻阐释了从严治吏对于管党治党的极端重要性。

第二,加强对干部的经常性管理监督。习近平总书记指出,"组织上培养干部不容易,要管理好、监督好,让他们始终有如履薄冰、如临深渊的警觉。""要加强对干部经常性的管理监督,形成对干部的严格约束"。贯彻经常性管理监督,要综合采用多种监督方式,做到对干部事前、事中、事后全方位监管,时时、事事、处处严格要求,使监督伴随干部成长的全周期。

第三,完善从严管理监督干部的制度体系。习近平总书记强调,要"强化党内制度约束,完善从严管理监督干部制度体系""要全方位扎紧制度笼子,更多用制度治党、管权、治吏"。落实新时代从严管理干部要求,要充分发挥制度的规范性和治本性功能,织密制度的"一张网",走活监督的"一盘棋",做到用制度管党治吏,使各项监督有法可依、有章可循。

第四,落实全面系统管理监督干部的要求。习近平总书记系统阐述了干部管理监督的五个方面要求,即"管理要全面、标准要严格、环节要衔接、措施要配套、责任要分明"。深刻表明了干部管理监督工作应注重系统性原则,让从严监督在标准制定、过程衔接、内容举措、责任落实等方面形成完整的有机链条。

第五,严管与厚爱相结合。习近平总书记强调"要把严格管理干部和热情关心干部结合起来""满腔热情帮助干部成长"。党的十九大报告进一步指出，要"坚持严管和厚爱结合、激励和约束并重"。党的二十大报告则再次强调，"坚持严管和厚爱相结合，加强对干部全方位管理和经常性监督，落实'三个区分开来'，……激励干部敢于担当、积极作为"。对于干部监督，应始终坚持严管与厚爱辩证结合的原则，坚持用严管"醒脑提神"，用厚爱"加油鼓劲"，充分强化干部的责任意识、保护干部干事创业的积极性。

第六，抓好领导干部"关键少数"。习近平总书记指出，"从严治党，关键是要抓住领导干部这个'关键少数'，从严管好各级领导干部。"用有效的监督把"关键少数"管住用好，是从严治吏的关键所在和全面从严治党的重要方法，加强对领导干部特别是一把手的重点管理，对形成风清气正的干事环境大有裨益。

二、党的十八大以来干部管理监督的政策要求

"治国之要，首在用人"，以高标准严要求锻造堪当时代重任的执政骨干队伍，是关系党和人民事业的关键性问题。党的十八大以来，党中央相继出台《关于加强干部选拔任用工作监督的意见》等一系列政策文件，进一步建立健全干部管理监督政策体系，为干部管理监督提供了必要的政策保障。

1. 发挥监督作用，落实选拔任用工作　2014年1月，中央组织部《关于加强干部选拔任用工作监督的意见》中明确要求要"加大监督检查力度，及时发现和纠正存在的问题""组工干部要坚持公道正派，严格执行组织人事纪律[3]。"这就要求各级组织（人事）部门要严格落实《党政领导干部选拔任用工作条例》，把对于干部选拔任用的监督摆在突出位置，着力检查选拔任用程序、导向、风气、结果，将监督贯穿于干部选拔任用的全过程。对公立医院而言，实现公立医院高质量发展的目标，关键是要把人选准用好，根本在于把正确的用人导向、工作导向、政策导向立起来。公立医院应正视当前选人用人过程中存在的突出问题，坚决纠治选人用人上的不正之风，真正把党管干部、事业

取人、组织选人、制度用人的要求落到实处,提高选人用人的法治化、科学化水平,推动形成按原则、按政策、按规矩、按程序办事的新常态,对违规选用问题实行"零容忍",做到有责必问、问责必严,强化警示震慑作用。

2. **坚持党要管党,强化监督问责工作** 2016 年 7 月,《中国共产党问责条例》施行。其对"管理监督"不力作出了重要要求:"全面从严治党不力,主体责任、监督责任落实不到位,管党治党失之于宽松软,好人主义盛行、搞一团和气,不负责、不担当,党内监督乏力,该发现的问题没有发现,发现问题不报告不处置、不整改不问责,造成严重后果的"均予以问责[4]。党的十八大以来,党中央深入推进党风廉政建设和反腐败斗争,将全面从严治党纳入"四个全面"战略布局,强化监督问责工作,要求各地区各部门做到"'有权必有责、有责要担当、失责必追究',使得强化问责成为管党治党、治国理政的鲜明特色,开创了党的建设新局面[5]。"

3. **增强监督意识,规范党内政治生活** 2016 年 10 月,中国共产党第十八届中央委员会第六次全体会议通过《关于新形势下党内政治生活的若干准则》和《中国共产党党内监督条例》。《关于新形势下党内政治生活的若干准则》中明确指出要"加强对权力运行的制约和监督[6]。"《中国共产党党内监督条例》指出要"坚持党的领导,加强党的建设,全面从严治党,强化党内监督,保持党的先进性和纯洁性",主要从党的中央组织的监督、党委(党组)的监督、党的纪律检查委员会的监督、党的基层组织和党员的监督,并且坚持党内监督和外部监督相结合,全面"建立健全党中央统一领导,党委(党组)全面监督,纪律检查机关专责监督,党的工作部门职能监督,党的基层组织日常监督,党员民主监督的党内监督体系[7]。"这启示各级党组织应坚持以纪律为纲,精准有效用好监督执纪的"四种形态",不断畅通监督渠道、营造监督氛围。同时,党内监督必须用有效的监督手段管好领导干部这个"关键少数"。

4. **精准执纪问责,严格监督约束机制** 《中国共产党廉洁自律准则》自 2016 年 1 月 1 日起施行。《中国共产党廉洁自律准则》强调，"中国共产党全体党员和各级党员领导干部必须坚定共产主义理想和中国特色社会主义信念，必须坚持全心全意为人民服务根本宗旨，必须继承发扬党的优良传统和作风，必须自觉培养高尚道德情操，努力弘扬中华民族传统美德，廉洁自律，接受监督，永葆党的先进性和纯洁性[8]。"将其贯穿监督约束工作，对中层干部提高站位、强化信念、坚持宗旨有了更好的方向指引，对中层干部岗位职能的发挥起着重要的督促作用。

2017 年 1 月，中组部、中宣部等国家部委联合发布《公立医院领导人员管理暂行办法》，其中第八章"监督约束"中明确提出要"贯彻全面从严治党要求，完善公立医院领导班子和领导人员特别是主要负责人监督约束机制，构建严密有效的监督体系""加强对公立医院领导班子和领导人员履行政治责任、行使职责权力、加强作风建设等方面的监督""根据医院特点，聚焦突出问题，加大对医疗安全、医药产品招标采购、医疗费用控制、基建项目、财务管理、职务（职称）评聘等重点领域和关键环节的监督力度""主管机关（部门）党委（党组）及纪检监察机关、组织（人事）部门按照管理权限和职责分工，综合运用考察考核、述职述责述廉、民主生活会、谈心谈话等方式，对公立医院领导班子和领导人员进行监督""充分发挥医院党组织和党员的监督作用，……营造党内民主监督环境[9]。"《公立医院领导人员管理暂行办法》启示公立医院在对领导干部的管理监督过程中，应重视监督体系的建设和完善，突出重点监督对象，聚焦行业领域突出问题，持续不断加大监督力度，督促中层干部认真履职尽责、保持清正廉洁。

5. **严格监督约束，构建严密有效体系**　2022 年 1 月，中共中央办公厅印发《事业单位领导人员管理规定》，围绕监督责任、监督重点内容、监督体系及监督方式对干部管理监督作出了具体要求。《事业单位领导人员管理规定》指出，"党委（党组）及纪检监察机关、组织（人事）部门、行业主管部门按照管理权限和职责分工,履行对事业单位领导班子和领导人员的监督责任。""监督的重点内容是:践行'两个维护',对党忠诚,贯彻落实党的理论和路线方针政策、党中央决策部署以及上级党组织决定情况;依法办事,执行民主集中制,履行职责,担当作为,行风建设,选人用人,国有资产管理,收入分配情况;落实全面从严治党主体责任和监督责任,职业操守,以身作则,遵守纪律,廉洁自律等情况[10]。"

《事业单位领导人员管理规定》从监督重点、监督措施、监督环节、监督针对性等方面细化了党中央对全面从严治党、从严管理干部的具体要求,即要求进一步发挥党内监督的作用,落实行政监督、司法监督、审计监督的主体责任,在党的内部形成强效监管合力。对干部免去现职的情形、辞职后从业限制、规范干部兼职、因私出国(出境)等做出明确规定,宽严相济、精准施策,使干部管理监督的各种情形都有法可依、有章可循。

6. 严肃鞭策平庸,树立忠诚履职风尚 2022 年 9 月,中共中央办公厅印发《推进领导干部能上能下规定》,指出"推进领导干部能上能下,坚持以习近平新时代中国特色社会主义思想为指导,贯彻新时代党的建设总要求和新时代党的组织路线,落实新时代好干部标准,坚持党要管党、全面从严治党,坚持实事求是、公道正派,坚持事业为上、人事相宜,坚持依法依规、积极稳妥,着力解决不担当、不作为、乱作为等问题,促使领导干部自觉践行'三严三实'要求,推动形成能者上、优者奖、庸者下、劣者汰的用人导向和从政环境[11]。"重点围绕调整不适宜担任现职干部,细化完善了干部能上能下的具体情形、调整程序、调整方式,鲜明亮出了干部优与劣的标尺、上与下的准绳,对于进一步贯彻落实新时代党的组织路线、推进领导干部能上能下常态化具有重要意义,有助于建设德才兼备、忠诚干净担当的高素质专业化干部队伍,有助于完善从严管理干部队伍制度体系。

7. 加强行风建设,严格落实行业监管 公立医院中层干部是医院事业发展的中流砥柱,肩负着贯彻执行各项医改政策、维护医院平稳运行、推进各项工作任务的重任,加强对公立医院中层干部的管理监督,贯彻落实经常性管理监督,做到对干部时时、事事、处处严要求,事前、事中、事后全方位监管,既是新时代从严管理干部的基本要求,也是确保医院长远发展,乃至确保健康中国战略实现的现实需要。公立医院中层干部既是党的干部,也具有其行业特色,在管理监督上既要遵循全面从严治党各项规定要求,同时也要围绕行业"九不准"等廉洁从业准则、职业要求进行全维度的监督。2017 年 2 月,国家卫生计生委等机构公布的《关于加强卫生计生系统行风建设的意见》指出:"卫生计生系统行风建设是建设健康中国、深化医药卫生体制改革的重要支撑,是构建和谐医患关系的重要政治基础和保证[12]。" 2017 年 7 月,《国务院办公厅关于建立现代医院管理制度的指导意见》强调,要坚持公立医院的公益性,推进医院精神文明建设,促进形成良好医德医风[13]。2021 年以来,国家卫生健康委先后印发《2021 年纠正医药购销领域和医疗服务中不正之风工作要点》《全国卫生医疗机构及其工作人员廉洁从业行动计划(2021—2024 年)》《医疗机构工作人员廉洁从业九项准则》等文件,为卫生健康工作"十四五"开局确定了严和实的工作总基调。公立医院须将行风建设作为卫生健康系统党风廉政建设和反腐败斗争的重要组成部分和重点任务执行,切实体现公立医院的公益性要求,提升医务人员的社会形象,进而维护广大人民群众的切身利益,促进公立医院全面改革发展。

第二节
公立医院中层干部管理监督存在问题及改进对策

党的二十大报告指出,"健全党统一领导、全面覆盖、权威高效的监督体系,完善权力监督制约机制,以党内监督为主导,促进各类监督贯通协调,让权力在阳光下运行。推进政治监督具体化、精准化、常态化,增强对'一把手'和领导班子监督实效",要"坚持严管和厚爱相结合,加强对干部全方位管理和经常性监督,落实'三个区分开来',激励干部敢于担当、积极作为[14]。"近年来,在全面从严治党、持续正风肃纪的高压态势下,公立医院党员干部的廉洁自律情况总体上是好的,但公立医院干部在不同程度上存在着纪律观念不强、监管意识不高等思想问题[15],甚至个别单位、个别人出现违法违纪现象和医疗领域腐败案件,严重影响了公立医院的声誉和发展。面对新形势新任务,公立医院要把从严从实管理监督干部作为全面从严治党的切入点和突破口,持续深化构建和完善干部管理监督体系。

一、公立医院党员干部监督存在的问题困难

党的十八大以来,公立医院党员干部监督工作更加规范,但也不同程度存在一些问题。通过文献梳理并结合公开资料发现,公立医院党员干部监督主要存在以下几个方面问题。

1. 公立医院干部接受监督的意识有待进一步提高　公立医院的不少干部是行业内的权威翘楚,少数专业能力强、学术地位高的干部有时忙于日常业务,客观存在"党内监督是党组织和纪检监察部门的事情,与自己关系不大"等片面认识;有的有意无意回避监督;有的埋怨监督太多,对来自班子成员和下级的监督有抵触;有的干部对来自群众的意见和批评选择性接受,或是口头接受但缺乏行动上的改正[16];有的干部仅能做到被动接受监督,尚未养成主动接受监督的习惯,缺乏主动学习、自我批评的意识。究其原因,在于党性修养不够,思想政治意识淡薄,对监督工作中的政治要求、政治引领目标置若罔闻[17]。

2. 公立医院管理监督执行力度有待增强　在明确监督主体、健全监督制度的基础上,部分公立医院的干部监督失之于"宽""松""软"。所谓"宽",就是在党政文件里、领导讲话中,"加强监督"的口号频频出现,但在实际监管时"宽宏大量"。所谓"松",就是在班子党风廉政述职的字里行间、民主生活会的规定要求中,"从严治党"的字眼从不缺位,但在实际监管时"松松垮垮"。所谓"软",就是在廉政签约、警示教育会议上,"正风肃纪"的口气越来越硬,但对某些明显违纪现象和不正之

风的监督和纠正不够强硬有力。

3. **公立医院监督能力有待进一步加强**　通过对国内部分公立医院抽样调研发现，客观存在公立医院专职纪检人员配备不足且缺乏对监管队伍进一步培养和建设等问题；其次，公立医院干部监督范围不仅是党务，还包括财务、药剂、基建、设备、信息化等多个领域，增加了监管难度，部分监督人员在实际工作中出现"本领恐慌、本领不足、本领落后"的问题，监督效果大打折扣；另外，部分监管人员易胆怯于权力威严，面对医疗卫生领域的专家和高级人才做出的违纪行为畏首畏尾、不敢主动作为，在组织内部形成恶劣风气，阻碍监管工作的顺利开展。

二、公立医院党员干部监督困难的原因分析

1. **党性意识还不够强**　客观上，公立医院干部多数为高学历、高层次专业技术人才，在临床工作、科研教学、科室管理等方面都需投入大量精力，特别是对于业务成就、职称评定、学术地位提高等方面具有强烈的追求。相较之下，少数干部没有站在"四个意识"的高度理解监督的重要性，在自觉锤炼党性修养上认识不够深刻，部分临床干部甚至因为追求医学"真理"而有意无意地排斥被监督，对监督的接受度仅满足于遵守医院的规章制度。

2. **多维度干部监督体系还不健全**　公立医院已经构建起较为完备的党内监督制度，基本形成"党委负主体责任、纪委负监督责任、领导班子成员'一岗双责'"的工作格局。但仍缺乏对干部多维度的管理监督体系，如对"8小时"以外监督的手段不全、对干部自省自查的规范不够、尚未建立起细致的医德医风建设长效机制等。

3. **多元监督主体协同性还不足**　当前，监督渠道和方式日趋多元化，包括党内监督、行风监督、审计监督、医德医风监督、职代会监督、患者监督、社会监督、媒体监督等。多元监督主体有各自的监督内容、视角、手段、制度，而来自各方面的监督集中聚焦于一个干部时，需要加强监督的协同性[18]。公立医院属于

基层单位,其联动开展诸如干部人事档案专审、干部个人事项报告、个人得利相关报告等方面的审查权力受限,力度、深度均有所衰减。

三、进一步加强公立医院干部监督的举措思路

1. **以习近平新时代中国特色社会主义思想为指导,加强党中央重要精神学习教育**　党的十八大以来,党中央先后出台或修订包括《关于加强干部选拔任用工作监督的意见》《中国共产党问责条例》《关于新形势下党内政治生活的若干准则》等在内的多部重要法规条例,不断明确和强化干部管理监督的刚性要求。2019年1月召开的十九届中央纪委三次全会,首次把"做实做细监督职责,着力在日常监督、长期监督上探索创新、实现突破"单列为一项工作任务[19]。公立医院应认真学习贯彻有关文件精神,及时开展关于党内监督工作的大学习,并加强对党员干部的直接宣传教育,做到每位党员干部知晓、学懂、弄通,夯实党员干部的思想根基,以从严从实的基调不断推进公立医院干部监督体系建设。

2. **突出强化党员干部的政治监督,塑造筑牢统一的思想认识**　加强干部监督的首要任务,是强化干部主动接受监督的党性意识,随时随地接受党组织的政治监督,忠诚拥护"两个确立",坚决做到"两个维护",夯实在思想上政治上行动上与以习近平同志为核心的党中央保持高度一致的政治根基[20]。公立医院党委、各级党组织要始终把维护政治纪律摆在干部监督工作的首要位置,通过严肃的政治监督增强干部的政治判断力、政治领悟力、政治执行力;要及时、全方位地宣传党中央关于党内监督、公立医院党纪监督工作的新部署、新要求,增进党员干部的政治认同,促进其主动接受监督;要将政治上接受监督从年轻干部、后备干部抓起,使其及早适应被监督常态。

3. **落实干部常态化管理监督要求,扎密扎紧党风廉政制度篱笆**　公立医院应注重"软硬兼施",重视"硬制度"和"软制度"协同建设,不断完善监督的形式,为人民群众创造参与监督

的良好条件,营造良好的监督氛围。在"硬制度"建设方面,通过建立干部评价机制,形成"一人一策"的监督档案;通过健全支部报告制度,实时掌握更新干部接受监督情况;通过完善干部廉政风险分析研判机制,形成风险防控预案。在"软制度"建设方面,应不断建立健全医德医风考评制度、完善不收"红包""回扣"制度、落实全天候监督制度并鼓励广大职工自觉参与监督,促使干部主动接受"8 小时"以外的监督。刚性的"硬制度"促使干部"不敢腐",柔性的"软制度"引导干部"不想腐",让接受监督成为干部的行动自觉。

4. **构建全方位干部管理监督体系,多部门协同织密干部监督网络**　目前公立医院干部监督多以党内监督为主要手段,以临床为重点领域,在药剂、基建、设备、人事等方面仍存在监督漏洞。要综合运用数字化平台、新媒体等多种监管手段,整合多方信息资源,逐步建设起干部监督信息库,完善公立医院各个工作环节的监督体系;要不断推动监督向管理岗位全覆盖,形成廉洁风险防控和医德医风、医院文化建设相结合的监督体系,将作风建设纳入干部考核和党风廉政建设责任制考核范围,实行一票否决;同时,各部门应协同配合,查摆漏洞、补齐短板,形成监管合力,探索制订识别、教育、管理有潜在问题干部的机制,全面掌握干部信息。

5. **选优配强专业干部监督队伍,形成强效监管合力**　从干部监督工作的实际需求出发,选优配强专业的监督队伍,严把专职纪检人员选人用人关,并通过上挂、下派、互挂、外挂、横向交流、培训学习等实践锻炼,不断提高其综合素质和专业素养。要进一步提高监督的执行力,加强对监督结果的实际运用,要让监督真正影响到干部的绩效考核、奖惩实施等。对于苗头性、倾向性问题,应及时约谈、教育。对于失职犯错的干部,应严格按照规定程序惩处,强化责任追究,让干部切实感受到监督的效用。同时,应发挥公立医院各职能部门的监督合力作用,整合监督资源,保持信息共享,提升整体办案效率,努力培养和锻造一支"政治素质高、忠诚干净担当、专业化能力强、敢于善于斗争的纪检监察铁军"，为干部监督体系的建设提供强有力的组织保证。

当前，在党中央全面从严治党持续向纵深推进，严的基调、严的氛围基本形成，"不敢腐"的高压态势已全面形成，正转向"不能腐、不想腐"阶段的时代背景下，如何构建公立医院中层干部管理监督的长效机制已成为亟须研究和实践的课题。

第三节
公立医院中层干部管理监督的长效机制

公立医院是我国医疗服务体系的主体，"公立"二字决定了其承载着贯彻党的卫生健康工作方针和国家各项医疗卫生健康政策的重任。公立医院中层干部是贯彻执行各项医改政策、保障医院平稳运行和各项事业发展的中流砥柱，处于承上启下的关键环节。但近年来，个别公立医院中层干部违法违纪、医疗领域腐败案件的发生，给医院声誉和事业发展造成不同程度的影响。公立医院中层干部监督工作已经成为新时代加强和改进公立医院中层干部工作的重要内容，做好公立医院中层干部监督工作，对医院高质量发展起着至关重要的作用[15]。

一、公立医院中层干部管理监督的基本内容

1. **对干部政治纪律情况进行监督**　主要内容包括：中层干部是否坚定政治立场，正确贯彻执行党的方针政策，自觉在政治上与党中央保持一致；是否有散布反对党的基本路线的言论和传谣、信谣、犯自由主义、拉帮结派、破坏党的团结的行为；教育和引导中层干部认真贯彻习近平新时代中国特色社会主义思想，坚定不移地走中国特色社会主义道路，忠诚拥护"两个确立"，坚决做到"两个维护"，自觉遵守党的纪律，模范遵守国家的法律法规，自觉践行为人民服务的宗旨，守护人民生命健康。

2. **对干部作风情况进行监督**　主要内容包括：中层干部是否严格执行落实医院党委的各项决策部署，围绕医院发展愿景和战略目标深耕学科建设和科室管理；是否在学科建设和科室

管理中坚持实事求是，尊重客观发展规律，管理有的放矢，不搞形式主义；是否发挥模范带头作用，团结带领职工攻难关、解难题、办实事、求实效；是否严格自我要求，严守八项规定，驰而不息反"四风"，生活俭朴、清正廉洁；是否坚持群众路线，发扬民主作风，在学科战略规划、人才引进、评优评先、大型设备购置申请等"三重一大"事项上能够充分做好调研，广泛听取意见，不搞"一言堂"。

3. 对干部廉洁情况进行监督　主要内容包括：中层干部是否规范执行"三重一大"有关事项程序规定；是否严格履行大项经济开支审批程序；是否严格执行预算制度，对预算执行情况定期进行审计，避免预算外开支，切实做到无挥霍浪费、损公肥私、公款私存等违法行为；对科室管理、学术会议、医药产品销售采购、医保费用结算、"九项准则"落实情况以及职能管理部门，特别是涉及人、财、物管理等重点岗位和环节的监督，坚持严的主基调，确保无禁区、全覆盖、零容忍，对苗头性、一般性问题早发现、早提醒、早处置，用好纪检监督"第一种形态"。教育和引导中层干部以身作则，正确行使干部管理权限，带头与医药购销领域各种腐败和医疗服务中存在的不正之风作坚决斗争。

4. 对干部履责情况进行监督　主要内容包括：监督公立医院中层干部"想事、干事、干成事"的情况，是否"在其位，谋其政"，是否有强烈的事业心和责任感，是否对患者负责，对学科、科室长远发展尽心尽责。不仅坚持"打虎""拍蝇"，还要加强对干部履责情况的监督，注重在出现重大事件、重要任务、重大考验时考察中层干部，评判能否守土有责、守土尽责，对于履职不力或管理精力投入不够的，及时予以调整。加强监督结果的运用，畅通干部能上能下的渠道。

二、公立医院中层干部管理监督的主要形式

监督的形式多种多样，按照监督时间的不同、监督运行方向的不同、参与监督主体要素的不同可以分为不同的监督类型。

按照监督发生的时间，可以将其划分为事前监督、事中监督

和事后监督。事前监督强调在权力运行的过程中先植入"杀毒软件",增强干部的法治意识和风险意识;事中监督是指对进行中的违法乱纪行为实施监督;事后监督是指对已经完成的违法乱纪行为或者其造成的严重后果进行惩处,是目前纪律监督主要采取的一种监督形式。

按照监督的运行方向,可以将其划分为自上而下的监督、自下而上的监督和平级监督。自上而下的监督是指上级领导或上级党组织依照监督制度对中层干部进行的监督,主要形式有工作报告、检查、巡视、问责等。自下而上的监督是普通职员、普通党员对上级领导干部的监督。上下级之间的监督实际上是一种双向的监督,监督主体既是评判者又是参与者,所以建立监督责任连带制度是非常必要的。平级监督是指监督主体处于同一级别或层次,监督指向处于同一水平方向,例如党员对党员、中层干部对中层干部的监督。

按照参与监督的主体不同,可以将监督划分为党内监督、党外监督和司法监督三类。其中,党内监督的形式包括干部内部监督、专门机构监督、审计监督、自我监督等,党外监督的形式包括民主党派监督、人民群众监督、舆论监督等[1](图 5-1)。

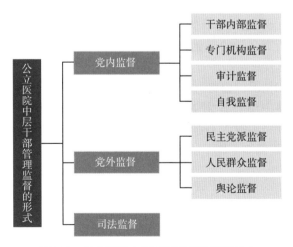

图 5-1　公立医院中层干部管理监督的形式

1. 党内监督 党内监督是依据党的章程和其他党内法规，监察、督促、保障党员干部履行职责、正确行使人民赋予的权力的活动。

（1）干部内部监督：干部内部监督主要是对公立医院领导干部进行监督，其范围主要限定在一个单位内部，干部工作生活处在同一时空，对彼此的工作都比较了解，容易发现问题，有利于准确指出问题，监督针对性强；通常问题发生有一个从小到大、从萌芽到衍生为更严重问题的过程，干部内部监督时常在问题的萌芽期就能将其觉察，可以通过民主生活会、组织生活会或是通过内部沟通交流及时提醒，防微杜渐，监督效率高。但从实际情况看，干部内部监督还存在不少问题，例如，一些干部虽然能主动接受监管，但对监管他人往往退避三舍，存在害怕监管、不愿监管、事不关己高高挂起的态度，在组织内部没有形成咬耳扯袖的常态，监督效果大打折扣。对此，首先应当强化思想引导，倡导纯洁纯正的同志关系，将批评与自我批评的优良作风植入干部思想认识深处，使其形成监督自觉；其次，应同时探索将内部监督开展情况作为干部履职的考核内容，对科室内干部违规违纪行为查实情况的，追究同科室干部内部监督不力责任。

（2）自我监督：毛泽东同志在《矛盾论》中指出，"外因是变化的条件，内因是变化的根据，外因通过内因而起作用"。对中层干部的监督，虽离不开外部监督这个"外因"，但关键还在于自我监督这个"内因"。当前，公立医院中层干部特别是业务科室干部，多为学科专家，其成长经历容易造成"重临床，轻管理"的情况，对医药购销领域和医疗服务中存在的不正之风较为迟钝，当上级组织发现苗头性、倾向性问题进行介入时，思想上、情感上均有所抵触，片面地将合理的监管当成对科室管理工作的干预。对此，应当持续传导严的主基调，要求公立医院中层干部主动加强自我约束，严于律己、带头严守纪律规矩，做好落实行业"九项准则"的模范表率。

（3）专门机构监督：专门机构的监督是指医院组织人事、纪律监察部门的监督。纪检监察部门是党内监督的工作机关，是负责推进党内监督的重要履职部门。公立医院纪检监察部门主要按照党章、党和国家纪检监察有关法律法规以及医院本级及其上级党组织的相关规章制度，围绕忠诚干净担当的新时代好干部标准，研究探索有效思路、对策，制订出台相关制度、依法依规开展各项管理监督。紧贴公立医院党风廉政建设中心工作，大力加强廉政监察和效能监察，激励干部担当作为。组织部门应从选拔任用干部工作入手，加强干部的政治审查、廉洁审查，从源头上预防"带病提拔"，并将监督工作贯穿干部管理、培育、考核等各个环节。应落实巡视巡察工作，及时了解中层干部贯彻执行党的路线方针政策、落实党风廉政建设责任制的情况，促进干部廉洁自律，把一些不正之风和腐败问题解决在萌芽状态，减少腐败现象的发生。

（4）审计监督：干部审计监督是对公立医院领导干部进行经济监督的重要方法，根据工作需要也可将审计监督延伸到重点岗位、重点人员。公立医院应进一步加强干部经济责任审计，强化干部自觉接受轮审的观念，把干部经济责任审计的任中审计与离任审计相结合，使经济责任审计成为一种无形的制约和监督。

2. 党外监督

（1）民主党派监督：公立医院中有一定占比的民主党派成员和无党派人士，具有高学历、高职称、高学术地位等特点，具有一定行业影响力和社会影响力。做好公立医院中层干部的管理监督，应重视发挥党外代表人士的监督作用，积极为党外监督创造条件和渠道，将党外监督与党内监督贯通起来，形成监督合力，构筑风清气正的卫生系统政治生态。

（2）人民群众监督：群众观点、群众路线是中国共产党一贯倡导的基本观点、基本工作方法，将干部置于群众监督之下，充分发挥群众监督的作用，既是发扬党的优良传统的具体体现，更是推进社会主义民主政治的客观需要[1]。公立医院是党联系人民、服务群众的重要窗口，应充分用好群众监督力量。

（3）舆论监督：舆论监督是新闻媒介的重要职能之一。新时期网络信息技术的迅速发展给舆论监督带来了新的表达形态和传播渠道，在新媒体技术的加持下，人民群众往往能通过网络释放出大的监督力量。公立医院应把握好、运用好舆论对干部的监督，一方面要正视舆论监督的作用，积极掌握处理舆情的方法，另一方面应要求各级干部主动接受舆论监督，通过运用舆论监督，及时改正自身工作作风上存在的问题。

3. 司法监督　司法监督指司法机关依法对行政机关及其工作人员司法活动的合法性进行的监督。司法监督所体现的是以法律意义上的事实、证据为依据，从程序到实体上都受到法律的规范制约。这就决定在实施司法监督中，不能用一般的公正理念来衡量司法监督的公正性，而应以宪法、法律、法理为指导，紧密联系实际，更新司法监督的理念，维护司法的权威[21]。对于公立医院中层干部监督来说，司法监督是独立于党内、党外监督的"第三种手段"，只有当公立医院干部涉及违法案件时才会启动司法监督。

对公立医院中层干部进行监督，往往需要多种监督形式联合运用，这样才能最大可能使得监督落到实处，避免出现监督缺位、空位和越位等情况。

三、监督处置的手段

监督处置是指通过监督主体对领导干部的监督，根据领导干部违反其监督内容的程度作出的相应处理。根据《中国共产党纪律处分条例》《中国共产党问责条例》有关规定，对公立医院中层干部的监督处置有以下几类：一是批评教育。对履职不力的干部要严肃批评，并在一定范围内通报整改。对失职失责但情节较轻的，应当采取谈话或书面形式进行诫勉教育。二是组织处理。对失职失责情节较重的、不宜继续担任现职的，应当视情况采取停职检查、调整职务、责令辞职、降职、免职等措施。三是纪律处分。对于违反党章党规，违反国家法律，违反党和国家政策，危害党、国家和人民利益的行为，都应当依据规定给予纪律处分，主要有警告、严重警告、撤销职务、罢免察看等。四是法律处置。对于违法乱纪的干部,除了相应地采取以上处置外,还应当移交司法机关接受法律制裁[22](图5-2)。

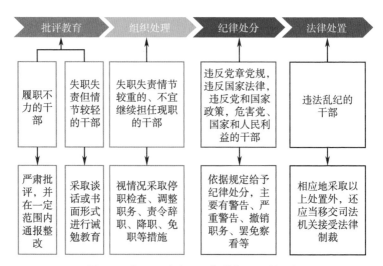

图5-2　公立医院中层干部监督处置的手段

四、公立医院干部管理监督长效机制的构建

开展干部管理监督工作是公立医院干部管理工作的重要部分,是贯彻"党要管党、从严治党"方针的基本要求。公立医院应坚持党管干部的基本原则,以制度建设为根本,将管理监督贯穿于干部职业生涯的全周期,构建公立医院中层干部管理监督的长效机制(图5-3)。

1. 坚持党对干部监管机制的领导和统筹　党的二十大报告明确提出要加强对干部全方位管理和经常性监督。2018年6月,中共中央办公厅印发《关于加强公立医院党的建设工作的意见》,明确公立医院党委要发挥把方向、管大局、作决策、促改革、保落实的作用,切实加强干部队伍建设,健全干部培养教育、交流锻炼和监督约束制度,完善考核评价体系。公立医院应坚持党管干部原则,认真落实医院党组织干部管理监督的主体责任,将监管机制纳入日常管理之中。

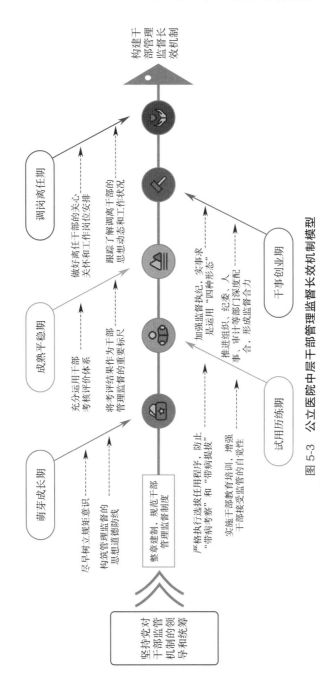

图 5-3　公立医院中层干部管理监督长效机制模型

构建干部管理监督长效机制

调岗离任期

做好离任干部的关心关怀和工作岗位安排

跟踪了解调离干部的思想动态和工作状况

成熟平稳期

充分运用干部考核评价体系

将考评结果作为干部管理监督的重要标尺

萌芽成长期

尽早树立规矩意识

构筑管理监督的思想道德防线

整章建制，规范干部管理监督制度

严格执行选拔任用程序，防止"带病考察"和"带病提拔"

实施干部教育培训，增强干部接受监管的自觉性

试用历练期

推进组织、纪委、人事、审计等部门深度配合，形成监督合力

干事创业期

加强监督执纪，实事求是运用"四种形态"

坚持党对干部监管机制的领导和统筹

2. 整章建制,规范干部管理监督制度 制度是关系党和国家事业发展的根本性、全局性、稳定性、长期性问题[23]。公立医院要以医院章程为根本,结合医院特点和实际工作,不断完善制度建设,强化监管机制细则与实效。一是要在制度制定出台前深入做好调查研究,注重突出制度的科学性、前瞻性、规范性,确保可操作、可落地,同时注重制定规章制度的程序规范。二是要根据党和国家、政府机关和上级主管单位制度变化情况,及时系统梳理本级有关制度,持续完善干部管理监督的制度体系。同时,应注意制度的规范性和边界性,明确中层干部应当怎么做、如何做,以及什么不能做,并建立相应的奖惩措施。三是要严格制度的执行。强化打通"最后一公里",建立干部管理监督保障机制,联动组织人事、纪检监察、行风、审计等部门,形成监督合力,编密扎紧干部监督"笼子"。

3. 全面监管,贯穿干部职业生涯全周期 干部在不同的职业发展阶段具有不同的特征和需求,应根据不同阶段的干部能力特征,有侧重地采取适宜的干部监管方法,加强各维度管理监督的针对性和有效性,从而构建起公立医院中层干部管理监督的长效机制。

第一,在干部职业生涯的预备期(萌芽成长期),即年轻优秀人才作为干部储备的时期,这一阶段的人员较为年轻,对什么是干部、怎样成为一名合格干部认识还不够清晰,需要及时用政治理论武装头脑,从一开始就对其讲清全面从严治党的各项规定并严格要求,从干部启蒙就建立起不想腐的思想警示和约束。对这一阶段的"准干部",应尽早组织开展多种形式的教育培训,将纪律教育、警示教育和行风宣教培训覆盖到医疗、医技、护理、职能等各岗位,广泛开展现场教学、案例分析和交流讨论,帮助年轻职员尽早树立规矩意识,构筑管理监督的思想道德防线。

第二,在步入干部岗位的事业起步阶段(试用历练期),既要重视严格执行选拔任用程序,防止"带病考察"和"带病提拔",又要注重精准实施干部教育培训,增强干部接受监管的自党性。一是严格执行,将管理监督涵盖选拔任用的全过程。深入贯彻《关于加强干部选拔任用工作监督的意见》及《党政领导干部选拔任用工作条例》等文件精神,将严格的监管措施贯穿于干部选拔的民主推荐、组织考察、讨论决定、公示等各个环节,尤其是在一些"关键部位"和薄弱环节,如干部提名、组织考察等。二是有的放矢,增强对新任干部教育培训的精准性和针对性。将干部管理监督要求纳入干部谈话必谈内容,将规矩和纪律教育纳入任前谈话环节,督促干部加强自我党性修养,增强接受监督的自觉性,坚持做对党忠诚的表率,做严于律己的表率,做知责明责的表率,确保政治意识、责任意识、纪律意识入脑入心。

第三,在干部立足岗位全面履职尽责的阶段(成熟平稳期),管理监督工作的重点是坚持日常考核与年终考核相结合,充分运用干部考核,将考评结果作为干部管理监督的重要标尺。一方面,加强中层干部目标管理考核,对干部的目标完成情况进行综合评判,360度全面考察干部的管理业绩、自身建设和群众反映,并及时对考核结果进行分析研判,对不作为乱作为、群众测评不称职的干部进行组织处理。另一方面,将思想政治教育纳入干部年度学习计划,坚持党风廉政建设与业务工作同计划、同部署、同检查、同考核,让"一岗双责"落到实处。

第四,在干部充分发挥主观能动性、开拓创新的时期(干事创业期),干部往往已经掌握一定的权力,易陷入滥用职权、渎职违纪的泥淖。因此,除开展日常性的教育提醒、严肃纪律考核外,还应加强监督执纪,实事求是运用"四种形态",积极推进问责制度。常态化开展监督执纪"四种形态"中的第一种形态,对苗头性、倾向性问题及时进行谈话提醒,防微杜渐,倡导"小题大做",将问题扼杀在萌芽状态。要特别加强对药品耗材使用量大、集采药品使用数据分析异常、医保费用结算大数据统计异常情况较多的科室负责人的监管,通过约谈和教育提醒,使其思想认识和行动上始终感受到监督的力量,形成良性工作导向。注重运用大数据手段,建立信息共享、优势互补、综合推进的干部监督管理信息系统平台,将监督关口前移,实现从事后监督向事前监督转化[24]。加大干部监督幅度,充分发挥信访监督、群众监督、社会监督、舆论监督等作用,加强"8 小时"之外的监督,将监督贯穿干部日常的全过程[25]。

第五,干部调离、退出工作岗位的时期(调岗离任期),既包括任期届满离开岗位的,也包含在前四个阶段中因未通过考核而调离干部岗位的情况。对于任期届满的离任干部,应提前明确任职时间、连任期限、最高任职年限等基本要素,按规定调岗离任,同时做好离任干部的关心关怀和工作岗位安排,使其尽快适应岗位变化,调整角色进行下一步工作。对于因未通过考核而调离干部岗位的情况,应根据《推进领导干部能上能下规定》,严格区分"下"的情形,细化"下"的办法,跟踪了解被调整的干部的思想动态和工作状况,有针对性地做好教育管理工作,并将其执行情况纳入"一报告两评议"的重要范围。

第四节
典 型 案 例

落实党委主体责任,构建全域多维干部监督体系

某医院党委坚持落实全面从严治党主体责任,常态化开展院内党风廉政建设巡察,由院党委统一领导,院纪委组织实施,强化内部监督。整个过程由院党委班子成员带队,纪委委员参与,以廉洁风险点防控方案为依据,在全面自查的基础上,对高风险岗位进行重点巡察;围绕党风廉政建设责任制落实情况、惩治和预防腐败体系建设落实情况、八项规定精神及有关规定执行落实情况、党风廉政建设学习宣传教育落实情况等工作开展检查;近年来针对行风建设重点领域,开展药品、器械耗材管理专项巡查,督促落实"九不准"(九项准则),推进责任层层传导落实。

一是紧盯"关键少数"和关键岗位、重点工作。每个年度医

院党委与全体中层管理干部进行落实中央八项规定精神专题集体谈话。坚决落实中央巡视整改要求,全面贯彻中央八项规定精神和党中央《关于加强对"一把手"和领导班子监督的意见》精神,进一步增强中层管理干部的纪法意识、监督意识,筑牢纪律防线。特别加强对中层干部正职的谈话提醒,明确一要提高政治意识,始终保持清醒头脑、认识。要做政治上的明白人,纪律上的清醒者,从思想上、从灵魂深处提高认识、警钟长鸣,深刻认识全面从严治党的历史必要性、必然性和长期性,驰而不息严格落实中央八项规定精神,坚决反"四风"。二要始终坚守底线红线,严守纪律规矩。围绕党风廉政建设和行业"九项准则"要求,从自我做起,从现在做起。要深入转变观念,增强廉洁自律意识。三要带好队伍管好人。作为科室负责人,不仅自己要以身作则,模范做到廉洁自律,自觉做到勤政廉政,同时要落实"一岗双责",把党风廉政建设与分管业务工作摆在同等重要的位置抓实抓好。要管好身边人员,坚持久久为功,毫不松懈,严格贯彻落实中央八项规定精神,持续巩固拓展作风建设成果,营造风清气正政治生态,为医院高质量发展提供坚强政治保障。同时,医院党委对涉及人、财、物的重点岗位、重点工作事项进行重点监督。比如,针对干部选拔任用,严格按照中组部《党委(党组)讨论决定干部任免事项守则》规定,坚持"凡提四必"和"三个不上会""两个不得""五个不准"的要求,防止干部"带病提拔",规范干部选任程序。

二是用好纪委执纪监督第一种形态。医院纪委通过专项治理宣讲和早提醒、早发现、早纠正的"三早"提醒谈话,传导压力、压实责任,集中提醒重点科室负责人知敬畏、明纪律,切实加强作风建设。不仅做好谈话提醒,更要在监督过程中发现问题,责令整改,对于出现的管理监督漏洞,及时建立健全规章制度,形成长效机制。2021年,医院在"三早"提醒工作中发现一起涉及肿瘤用药的问题,向有关科室反馈后,科室根据意见要求讨论制定了科室外购药品管理规范,明确凡涉及院内药房没有但出于患者治疗需要应当外购的肿瘤用药,必须在同时满足适应证及指南规范的前提下，经全科讨论、登记备案后，向患者推荐药品，但不得指定购买渠道及销售人员。通过整改，在保障手术安全性及治疗效果的同时，各个治疗组患者平均住院费用均有不同程度的下降。苗头性问题"三早"提醒工作覆盖了医院神经外科、骨科、肺癌中心、心脏内科、肿瘤中心等24个临床科室，实现了手术科室全覆盖和重点科室全覆盖。围绕医疗系统常见问题和突出问题，通过对费用控制、耗材管控、处方点评、医保审核扣费和内部价格管理等客观数据的集中分析，直观呈现出各个医疗组之间的差异。

三是坚持以案为鉴、以案促改。围绕医疗卫生领域党员干部违纪违法案件警示教育等资料，深化以案为鉴、以案促改，通过对案例的剖析，教育引导党员干部牢固树立正确的权力观、地位观、利益观，强化自律、坚决抵制诱惑、慎独慎微、始终心存敬畏、手握戒尺、不放纵、不越轨、不逾矩，知敬畏、存戒惧、守底线。

四是发挥党内外监督和群众监督力量。医院党委结合年度考核工作，采取临床 / 医技科室和职能管理部门互派工作组的形式，通过"走下去""请上来"，全面检验科室、科室干部年度工作开展情况，加强了业务科室与管理部门之间的了解，同时在考核工作中安排了民主测评环节，科室职工可以与工作组面对面反映情况，且通过分析民主测评数据，抓取特异性指标，提早发现风险点和苗头隐患。

（高琰　郝霖　魏凡茹　崔晓霞　赵若嫿）

参 考 文 献

[1] 张志军. 当代中国领导干部管理机制研究 [D]. 长春: 吉林大学, 2005.

[2] 禹学垠. 如何加强干部经常性管理监督 [J]. 前线, 2017(12):129-130.

［3］中央政府门户网站.关于加强干部选拔任用工作监督的意见［EB/OL］.（2014-01-25）［2022-10-5］http://www.gov.cn/jrzg/2014-01/25/content_2575492.htm.

［4］中国法院网.中国共产党问责条例［EB/OL］.（2016-07-18）［2022-10-5］.https://www.chinacourt.org/law/detail/2016/07/id/148769.shtml.

［5］中国政府网.中共中央印发《中国共产党问责条例》［EB/OL］.（2019-09-04）［2022-10-5］https://www.gov.cn/zhengce/2019-09/04/content_5427269.htm.

［6］新华网.关于新形势下党内政治生活的若干准则［EB/OL］.（2016-11-02）［2022-10-5］.http://www.xinhuanet.com/politics/2016-11/02/c_1119838382.htm.

［7］中国法院网.中国共产党党内监督条例［EB/OL］.（2016-11-02）［2022-10-5］.https://www.chinacourt.org/article/detail/2016/11/id/2334454.shtml.

［8］中国法院网.中国共产党廉洁自律准则［EB/OL］.（2015-10-22）［2022-10-5］.https://www.chinacourt.org/article/detail/2015/10/id/1730273.shtml.

［9］新华网.公立医院领导人员管理暂行办法［EB/OL］.（2017-01-16）［2022-10-5］.http://www.xinhuanet.com/politics/2017-01/16/c_129448485.htm.

［10］中国法院网.事业单位领导人员管理规定［EB/OL］.（2022-01-23）［2022-10-5］.https://www.chinacourt.org/article/detail/2022/01/id/6497842.shtml.

［11］中华人民共和国中央人民政府.推进领导干部能上能下规定［EB/OL］.（2022-09-19）［2022-10-13］.http://www.gov.cn/zhengce/2022-09/19/content_5710642.htm.

［12］国家卫生计生委.关于加强卫生计生系统行风建设的意见［Z］.2017-02-10.

［13］国务院办公厅.关于建立现代医院管理制度的指导意见［Z］.2017-07-14.

［14］习近平:高举中国特色社会主义伟大旗帜为全面建设社会主义现代

化国家而团结奋斗——在中国共产党第二十次全国代表大会上的报告［R］.(2022-10-25)［2022-10-5］中国共产党员网,https://www.12371.cn/2022/10/25/ARTI1666705047474465.shtml.

［15］王丹阳.新时代加强公立医院中层干部监督工作思考［J］.中国卫生产业,2019(5):169-171.

［16］刘昌林.加强日常监督让党员干部习惯在有约束的环境中工作生活［J］.中国纪检监察,2017(5):30.

［17］苗奇,王琼.新形势下党的督查工作困境探析与路径优化——基于"三圈理论"模型的分析框架［J］.中共福建省委党校(福建行政学院)学报,2021(1):28.

［18］陈建波.加强党内监督是建设廉洁政治的重要途径［J］.观察与思考,2020(4):98-105.

［19］张弛.在日常监督长期监督上探索创新实现突破　使监督更加聚焦更加精准更加有力［N］.中国纪检监察报,2019-01-26(7022).

［20］曹巍敏,吴麒敏.全面从严治党下公立医院党员干部监督体系构建研究［J］.上海党史与党建,2022(4):89-91.

［21］付少军,蒋若薇.司法行政概论［M］.北京:中国检察出版社,2011.

［22］姚壮.全面从严治党视域下领导干部监督机制研究［D］.西安:长安大学,2017.

［23］习近平.在庆祝改革开放40周年大会上的讲话［A］//十九大以来重要文献选编［M］.北京:中央文献出版社,2019.

［24］宋国明,陈琦,张贤尉,等.公立医院疫情防控纪检监督的实践与探索［J］.中国医院管理,2020,40(9):53-55.

［25］刘宏伟,耿庆山,严晋,等.新形势下公立医院加强监督工作的实践与探索［J］.现代医院,2019,19(7):971-974.

第 六 章

公立医院优秀年轻干部队伍建设

后备干部制度产生于20世纪80年代初期,是指各级党委按照干部管理权限,根据有关选拔标准和程序,选拔出德才兼备、有培养前途和发展潜力的优秀干部,为上一级领导班子补充干部而准备后备人选[1]。

1982年,邓小平指出"实现干部的革命化、年轻化、知识化、专业化,是革命和建设的战略需要"。同年,党的十二大提出了建设各级领导班子第三梯队的重大战略决策。此后,党中央针对后备干部队伍建设,出台了一系列重要文件(表6-1),对相关工作做出了重大部署安排。

表6-1　党中央出台的针对后备干部队伍建设的相关文件

年份	文件	主要内容及意义
1983年10月	《中共中央组织部关于建立省部级后备干部制度的意见》	后备干部制度正式确立的标志
1994年9月	党的十四届四中全会通过《中共中央关于加强党的建设几个重大问题的决定》	明确指出要进一步做好后备干部工作,重视各级党政领导班子主要负责人的选拔培养,为各级领导班子培养出质量合格、数量充足的后备干部
2000年9月	中央组织部印发《党政领导班子后备干部工作暂行规定》	对党政领导班子后备干部的条件、数量、结构以及选拔、培养和管理原则作出了详细的规定,使后备干部制度逐步发展和规范

续表

年份	文件	主要内容及意义
2002 年 7 月	中共中央颁布实施《党政领导干部选拔任用工作条例》	明确指出："党政领导班子成员一般应当从后备干部中选拔"
2014 年 1 月	《党政领导干部选拔任用工作条例》	使用了"注意使用后备干部"的提法
2019 年 3 月	《党政领导干部选拔任用工作条例》	删去了"注意使用后备干部"的表述,保留了"注重发现和培养选拔优秀年轻干部,用好各年龄段干部"的表述

党的十八大以来,习近平总书记着眼党的事业后继有人、兴旺发达,着眼"两个一百年"奋斗目标,着眼推进国家治理体系和治理能力现代化,对做好年轻干部工作提出了一系列重要指示要求。亲自为中央党校(国家行政学院)中青年干部培训班学员讲授"开学第一课",对年轻干部成长寄予了殷切期望。2018 年,在全国组织工作会议上,习近平总书记提出"要建设一支忠实贯彻新时代中国特色社会主义思想、符合新时期好干部标准、忠诚干净担当、数量充足、充满活力的高素质专业化年轻干部队伍"。2019 年,习近平总书记在中青班春季开班式上强调:培养选拔优秀年轻干部是一件大事,关乎党的命运、国家的命运、民族的命运、人民的福祉,是百年大计[2]。

这些重要讲话和制度规定是公立医院贯彻新时代党的组织路线,加强优秀年轻干部队伍建设和高素质专业化年轻干部培养的根本遵循。

第一节
公立医院优秀年轻干部队伍建设的目标

公立医院是推进健康中国建设的主力军,是体现我国医药卫生事业公益性的重要载体。公立医院必须根据党的卫生健康工作方针和总体战略部署明确自身目标任务,公立医院干部队伍建设,尤其是优秀年轻干部队伍建设也必须围绕医院总体发展战略目标,确定相应建设目标并推进落实。

一、公立医院的战略目标及任务

新时代以来,党和国家对人民健康和医疗卫生事业发展给予了高度关注。党的十九大报告指出:人民健康是民族昌盛和国家富强的重要标志。强调要深化医药卫生体制改革,全面建立中国特色基本医疗卫生制度、医疗保障制度和优质高效的医疗卫生服务体系,健全现代医院管理制度[3]。

党的二十大报告强调:要推进健康中国建设。把保障人民健康放在优先发展的战略位置,提出"深化医药卫生体制改革,促进医保、医疗、医药协同发展和治理。促进优质医疗资源扩容和区域均衡布局"[4]"深化以公益性为导向的公立医院改革"。

《中华人民共和国国民经济和社会发展第十四个五年规划和2035年远景目标纲要》明确:加强公立医院建设,加快建立现代医院管理制度,深入推进治理结构、人事薪酬、编制管理和绩效考核改革。加快优质医疗资源扩容和区域均衡布局,建设国家医学中心和区域医疗中心[5]。

2021年,《国务院办公厅关于推动公立医院高质量发展的意见》[6]对公立医院高质量发展提出了总体要求,从六个方面推动公立医院提升质量:构建公立医院高质量发展新体系、引领公立医院高质量发展新趋势、提升公立医院高质量发展新效能、激活公立医院高质量发展新动力、建设公立医院高质量发展新文化、坚持和加强党对公立医院的全面领导。

根据上述文件精神,国家卫生健康委员会在全国设立了14家委省共建高质量发展试点医院并签署《委省共建高质量发展试点医院合作协议》,提出了推进公立医院高质量发展的具体建设要求,强调经过5~10年努力,将医院建成人性化、功能化、智能化的现代化医院,逐步提高医院病例组合指数(CMI)值,力争达到2左右,逐步提高四级手术占比、技术服务性收入占医疗收入比例、人员支出占业务支出比例、人员薪酬中固定部分占比，力争均达到60%左右。

2022年7月31日，国家卫生健康委员会和国家中医药管理局发布了《关于印发公立医院高质量发展评价指标（试行）的通知》，进一步从5个维度设立了18项具体指标。

由此可见，深化以公益性为导向的改革、实现高质量发展是公立医院在新时代新阶段新征程中的重大战略任务，需要各级各类干部和人才不断提升管理水平和能力，推进医院治理体系和治理能力现代化。

二、优秀年轻干部队伍建设的内涵

完善优秀年轻干部队伍建设体系，对于实现公立医院中长期战略目标任务及推进公立医院高质量发展意义重大。公立医院优秀年轻干部队伍建设应聚焦于具备扎实培养基础、有发展潜能、有选用空间，立足于在医院运营、管理、保障一线中历练，担负医院或部门建设发展一定职责，并在履职尽责中体现出干部成才的优秀素质和培养潜力的年轻人选集群。具体到人员应当包括成长和工作于医院一线，从事医疗、教学、科研、护理、管理、保障等专项工作，表现优秀，体现出高素质专业化的各类别科室业务和管理骨干。公立医院优秀年轻干部队伍，从"职位"角度理解，指医院有选拔任用权限或推荐建议权限的优秀年轻干部群体；从"管理"角度理解，指对年轻干部或管理骨干成长的动态理解，两者共同的定位是"优秀年轻人才"和"好苗子"。

基于此，优秀年轻干部队伍建设的重心要着眼其在公立医院高质量发展中的作用发挥。从青年人才个人成长角度来看，这可以调动人才积极性，为其提供更为广阔的发展平台和成长空间，充分激发青年人才奋发有为的自身动力，促其管理能力与业务能力同步提升，实现个人全面发展；从干部选任角度来看，这可以瞄准医院未来10年发展的战略需要，促进干部选拔重心前移，扩大选人用人视野和后备队伍"蓄水池"，使后备人才库有人可用；从医院战略角度来看，在新医科建设和高质量发展背景下,这有助于医院管理学科建设和多院区发展,推进现代医院管理,助力公立医院治理体系和治理能力现代化。

因此,优秀年轻干部队伍建设的重点不仅在于培养选拔出所需人才,更重要的是通过体系建设,从整体上提高医院年轻人才队伍适应医院战略目标任务的综合能力。提升能力水平是优秀年轻干部队伍建设的核心指标。

三、优秀年轻干部队伍建设的目标

2020年习近平总书记在中央党校(国家行政学院)中青年干部培训班开班式上强调[7]:面对复杂形势和艰巨任务,我们要在危机中育新机、于变局中开新局,干部特别是年轻干部要提高政治能力、调查研究能力、科学决策能力、改革攻坚能力、应急处突能力、群众工作能力、抓落实能力,勇于直面问题,想干事、能干事、干成事,不断解决问题、破解难题。习近平总书记关于年轻干部提升七种能力的要求,明确了公立医院建设一支什么样的优秀年轻干部队伍的问题,也就明确了公立医院优秀年轻干部队伍建设的目标。

遵照习近平总书记的重要讲话精神,以公立医院公益性定位和高质量发展战略目标为指导,优秀年轻干部队伍建设要着重能力建设,总体目标是:紧紧围绕政治素质、专业能力、品行作风建设,建设一支服务人民健康事业,具备广阔国际视野的数量充足、充满活力、可堪大用、能担重任的高素质专业化年轻干部队伍,为推进公立医院治理体系和治理能力现代化、实现可持续的高质量发展提供充足的干部储备、组织保障和智力支持。

第二节
公立医院优秀年轻干部队伍管理的基本原则

公立医院优秀年轻干部队伍建设既是医院干部队伍建设的组成部分,也是着眼未来的战略任务;既要与医院干部队伍建设一体考虑,又要结合年轻干部特点科学筹划;既要完善能上能下的医院干部管理机制,又要建立能进能出的优秀年轻干部选拔管理机制;既要综合考虑优秀年轻干部队伍建设整体性,也应注意不同类型、不同岗位职级的优秀年轻干部专业化分类培养,使之各尽其才、各展其长。相较于其他行业,医疗卫生行业具备更为多元的行业特性,对公立医院干部队伍尤其是优秀年轻干部队伍提出了更高的要求。从行业定位来讲,公立医院是党和政府联系服务人民群众的重要窗口,必须坚持公益性定位,必须从思想上、理论上充分认识到站稳人民立场,服务好人民健康的极端重要性;从行业特点来讲,公立医院承担着救死扶伤,守护人民健康的重任,为人民群众提供更加优质高效的医疗服务是公立医院的重要任务,尤其是在急难险重时刻,公立医院必须讲政治、顾大局,站得出、顶得住。从职业成长来讲,公立医院员工就学时间长、整体学历高,但入职年龄相较其他行业大,因此优秀年轻干部队伍建设存在学历高、起点高,思政要求高、政治标准严,但培养周期长、使用出口窄等特点。加快加强公立医院优秀年轻干部队伍建设,应统筹考虑上述特性,明确公立医院优秀年轻干部培养管理的基本原则并切实推进落实。

围绕公立医院优秀年轻干部队伍建设的总体目标,基于公立医院行业特点和干部培育成长成才特点,着眼于提高优秀年轻干部队伍适应医院战略发展和服务国家战略需求的能力建设,优秀年轻干部队伍管理必须坚持以习近平新时代中国特色社会主义思想为指导,全面贯彻党的二十大精神和全国组织工作会议精神,坚持党管干部原则,遵循干部成长规律,按照拓宽来源、优化结构、改进方式、提高质量的要求,强化政治建设,加大发现、培养力度,加强实践锻炼,确保选准用好,从严监督管理,不断健全完善优秀年轻干部选育管用环环相扣又统筹推进的全链条机制,需要切实把握好以下几个方面。

一、加强思想引领，筑牢理想信念、补足精神之钙

强化理论武装是优秀年轻干部队伍管理的基础性工程，"政治上的坚定、党性上的坚定都离不开理论上的坚定"[2]。要注重以习近平新时代中国特色社会主义思想为指导，以对党忠诚教育为重点，深入开展"四史"学习教育及党的优良传统、优良作风教育，推动优秀年轻干部深入了解世情、国情、党情，筑牢理想之基，补足精神之钙；要深入学习习近平总书记关于卫生健康和教育、科技、创新、人才等领域的重要论述，深刻认识我国医疗卫生行业的性质、定位和宗旨，充分了解公立医院的战略目标任务，坚定以人民为中心和为人民健康服务的思想意识，完善行业作风、医德医风教育管理体系，建立多层次多平台全周期全覆盖的思想教育长效机制。通过学习教育，不断促使优秀年轻干部加强理论修养。在学思践悟中坚定理想信念，真正做到理论与实践紧密结合，运用习近平新时代中国特色社会主义思想和党的创新理论指导实践、推动工作。

二、突出政治标准，强调德才兼备、以德为先

突出政治要求和政治标准是优秀年轻干部管理的第一要素，政治标准是干部选任的"硬杠杠"，必须以政治建设为统领，建立系统完善的教育培养机制。进一步明确政治考察内容，建立健全日常考核与年度考核相结合、党建与中心工作相融合的干部考察识别体系，注重在具体工作中加强对优秀年轻干部政治担当的考察，在应对重大考验、处理复杂问题、承担重要工作中加大对优秀年轻干部的发现识别。严把政治关、廉洁关、品行关、作风关，对政治上不合格的"一票否决"，坚决防止"带病提名""带病提拔""带病上岗"；要着力提升优秀年轻干部个人修养，通过经常性思想道德教育，教育引导年轻干部自觉加强自我修炼，特别是要强化优良社会公德和家庭美德，树立正确世界观、人生观和价值观，做到明大德、守公德、严私德，培养积极向上的生活习惯、质朴健康的生活情趣。

三、树立战略眼光,注重统筹谋划、分类管理

加强优秀年轻干部队伍建设是公立医院贯彻新时代党的组织路线的战略性任务。必须树立战略眼光,从公立医院事业发展的战略高度认识和把握优秀年轻干部队伍的规划、建设和管理工作。

公立医院尤其是高校附属医院是教育、科技、创新、人才的集合体,承担着立德树人、治病救人、科技创新的多重任务以及学科建设、人才培养、公共卫生防控等方面的重要职责,需要充足的多类型、多层次管理骨干,既包括院领导班子成员、党务行政后勤保障各级干部,也包括临床/医技科室主任/副主任、党总支/党支部书记、护士长等不同类别和层次。因此,优秀年轻干部队伍建设应统筹谋划、分类推进,建立全局谋划、全面培养、全程考核、全方位激励的培养体系,紧盯成长成才关键节点,完善年轻干部培育、管理、选拔、使用全链条培养机制,为各类型、各层次优秀年轻干部队伍成长成才创造良好环境。

四、坚持严管厚爱,注重岗位磨砺,适时使用

实施“选、育、用、管”全流程管理是加强优秀年轻干部队伍建设的全面工作机制。要建立健全日常考核、分类考核、近距离考核的优秀年轻干部知事识人体系,让考核融入日常、见于平常、抓在经常,精准“画像”;坚持正确政绩观,把区分优劣、奖优罚劣、激励担当、促进发展作为基本任务。建立完善的考核体系,不断优化方式方法,将日常考核、年终考核、专项考核、任期考核相结合,全方位、多渠道了解干部。

要注重培养锻炼。健全基本知识体系、强化能力之基。充分考虑年轻干部的特长与优势,将年轻干部放到艰苦地区和矛盾多、任务重、困难大的岗位,注重在一线培养锻炼,完善一站式、立体化干部“培养链”,采取“精准化”进入、“传帮带”培育、“多岗位”锻炼、“比拼式”使用等方式,为培养使用优秀年轻干部领路搭台。

要突出严管和厚爱结合、激励和约束并重,一方面要树牢底线意识,完善管思想、管作风、管纪律、管业务的从严管理机制;另一方面要健全激励和保护机制,允许试错、及时纠错,保护优秀年轻干部干事创业的激情。

第三节
公立医院优秀年轻干部队伍建设的挑战与应对

加强高素质专业化优秀年轻干部队伍建设是一项科学严谨的系统性工作,"医院最宝贵的资产不是各种昂贵的医疗设施设备,而是人才""如何留住人才、吸引人才,避免骨干人才流失造成医院发展瓶颈是各大医院应提前思考筹谋的问题。解决这些问题的关键措施之一就是加强人才的培养和使用,而优秀年轻干部的培养就是其中的重要一环"[8]。当前,公立医院优秀年轻干部队伍建设仍存在一定的困难和挑战,既有优秀年轻干部自身存在的问题和不足,也有医院组织培养方面存在的薄弱之处。

一、困难挑战

1. **年轻干部个人方面存在的问题和不足**　公立医院知识分子集中,年轻干部基本上都受过良好的高等教育,具有学历高、能力强、志向远等特点,但也普遍存在党性锻炼不足、政治历练不够、工作阅历较浅等短板,必须引导年轻干部发挥优势,补齐短板。

一是政治历练不够,斗争精神不足。相对于复杂的社会环境,不少年轻干部长期生活在学校和医院的"温室"环境中,没有经受过复杂环境、复杂问题、复杂局面的考验,党性锻炼不足、政治历练不够,政治判断力、政治领悟力、政治执行力亟待提升。在具体工作实践中面对复杂困难局面、面对大是大非的原则问题缺乏斗争意识,敢于斗争的精神不足,善于斗争的能力不强,甚至存在甘当"好好先生"的情况。

二是主动学习意识不强,视野不够开阔。公立医院年轻干部理论文化水平较高,基础素养较好,业务能力较强,但是普遍成长于相对固化的教育体系,知识结构不够完善,专注于业务技能,"学而优则仕"心理惯性依然存在;有的优秀年轻干部存在惰性心理,对于管理工作领域所需的专业知识缺乏学深学透的精神,主动学习业务工作以外的新知识意识不强,涉猎不广,导致管理的专业本领不强,视野不够开阔,综合分析解决问题的能力有待提升。

三是扎根一线,勤学苦干的精神不足。有的年轻干部想干事、干大事,但是急于求成,自行设计"路线图",热衷于走"快车道",一定程度上反映出部分年轻干部扎根事业一线精神不强;有些年轻干部缺乏基层工作经验,满足于坐而论道,解决现实具体问题时方法不多、说不到点子,又拉不下面子、俯不下身子,在工作时难免"眼高手低""水土不服"。

四是患得患失心理重,担当作为的底气不足。优秀年轻干部普遍年纪轻,教育背景好、专业底子实、工作激情足、接受事物快,绝大多数想干事、能干事,但也容易出事,如果没有及时调整好心态,容易带来心理压力,出现患得患失、怕出错、怕担责的心理,导致担当作为的底气和勇于创新的胆气不足,滋生少做少错、不做不错、坐等提拔的错误思想。

2. 组织培养方面存在的问题和不足

(1)对优秀年轻干部队伍建设的战略重要性认识不足,长远规划不够:有的医院贯彻新时代党的组织路线不坚决不全面,没有从战略高度、站在干部队伍建设的全局和医院建设发展的大局角度进行长远谋划;有的医院给年轻干部教思路、教方法少,不能做到因材施教,传帮带的作用发挥不明显,更愿意使用相对成熟的干部,不利于年轻干部成长;有的医院虽然建立了年轻干部人才库,但针对干部的专业特长、个性禀赋制订培养"路线图""时间表"精细化不够,对年轻干部的使用客观上存在权宜之计等心理。

(2)知事识人体系还不健全,选拔方式还不丰富:公立医院目前考察优秀年轻干部的方式仍然比较单一,较多采取调研、座谈、个别听取意见等形式,缺乏对日常工作的详细了解,也缺乏相应的综合量化指标,难以对年轻干部的实际能力给予客观综合评价。另外,高校附属医院也反映出一定的师承关系,科学选拔机制还有待完善,容易出现近亲繁殖和"小圈子"内流转等情况。

（3）优秀年轻干部队伍培养过程不系统,精准滴灌不够:医院年轻干部培养过程须要从干部全生命周期角度进行考虑,既要系统化培养,也须注重专业化和个性化。目前公立医院年轻干部的培养长效机制还不健全,系统性、针对性、有效性不强,多注重工作实绩,针对单项技能培养较多,系统性不够,尤其缺乏政治历练;对工作经验单一的年轻干部有针对性开展交流、轮岗不够,导致其阅历不深、经验不够、视野不宽;培训中常态化开展基础培训、集中培训,对各级各类管理岗位工作急需的专业知识培训不够、形式单一,对于提升年轻干部的专业化能力难以起到关键作用。

（4）干部能上能下和优秀年轻干部能进能出、优进绌退的机制还不健全,实践锻炼和大胆使用不够

一方面,现有的干部队伍还未有效建立能上能下的管理机制,年轻干部成长一定程度上仍面临资历等"隐形台阶"。有的单位认为年轻干部阅历浅、经历少,担心年轻干部"担不住",不敢在急难险重任务中大胆放手使用,年轻干部潜力得不到有效激发;有的单位"有所为有所不为",虽然储备和培养了年轻干部队伍,但在职务晋升时更多是平衡照顾,避免矛盾,依然存在论资排辈现象。

另一方面,年轻干部队伍建设中"能进能出、优进绌退"的机制还不健全,后备人才库难进也难出。对年轻干部培养考核的办法还不健全,没有相应的培养评价标准,定性考核多、定量考核少,难以对年轻干部实际工作能力准确考评,也难以为以后大胆使用年轻干部提供可靠依据。

二、对策建议

习近平总书记深刻指出培养选拔年轻干部是长期的历史性任务,并清晰指明了培养、选拔优秀年轻干部的路线图,指出了年轻干部在实践历练中扎实成长的必要性、长期性和紧迫性。

针对公立医院年轻干部队伍建设中存在的问题,医院党委应从干部队伍建设大局出发,从选育管用各环节综合发力。如"对优秀年轻干部实施良好的、系统化的培养""合理地打造后备人才管理资源库""明确优秀年轻干部培养的标准""系统化设计培育培训过程""严肃优秀年轻干部的考核任命标准""建立动态的优秀年轻干部培养体系"[9]。总的来看,可以从工作机制、工作体系、工作氛围三个方面予以推进。

1. 强化工作机制　公立医院党委应该将公立医院优秀年轻干部队伍建设作为党委的重大政治责任,作为医院人力资源战略管理的重要组成部分在全局规划中加以谋划,切实担负起主体责任,坚持"党管干部""党管人才"原则,抓好顶层设计,加强工作统筹,完善工作机制。

一是加强组织领导和工作指导。公立医院党委要将各级各类优秀年轻干部发现培养选拔管理使用工作纳入党委重要议事日程。根据医院干部队伍建设实际情况,认真分析研究年轻干部队伍建设各项措施,统筹制定规划,定期听取汇报,及时解决问题。正确处理好年轻干部队伍建设中的各方面关系,做到选拔标准"德"与"才"兼备、发现路径"深"与"广"结合、培养锻炼"快"与"慢"统一、合理使用"近"与"远"统筹。

二是医院党委组织部承担具体工作职责,负责年轻干部人才的选拔、培育、管理和使用工作,注重集中了解和日常了解相结合。分层分类制定年轻干部岗位胜任力考核,不断丰富发现优秀年轻人才的方式和手段,牵头落实各项工作措施。

三是将发现培养选拔优秀年轻干部工作的实效作为基层党建工作考核的重要内容,建立发现培养选拔优秀年轻干部工作报告制度,一级抓一级,层层抓落实,督促各相关职能部门、基层党委各司其职、落实责任,推动各项目标任务落实。

近年来,优秀年轻干部队伍建设已经引起了公立医院的高度重视,纷纷制定了管理后备人才队伍建设实施办法、优秀年轻干部人选发现培养选用实施办法、青年骨干人才队伍建设实施办法和挂职干部管理办法等政策文件。

2. **完善工作体系**　优秀年轻干部需要精心浇灌、修枝剪叶,才能茁壮成长。针对组织培养和个人自身存在的不足,优秀年轻干部队伍建设必须紧密围绕"思想淬炼、政治历练、实践锻炼、专业训练",着力完善体系建设。

建立完善素质培养体系。以思想教育为基础、专业能力为核心,坚持用习近平新时代中国特色社会主义思想武装头脑,不断深化思想政治教育、革命传统教育。坚持围绕重点工作、提升专业能力,着力建设科学有效的教育培训评估体系,建立健全全流程、分层次、多维度培养的工作机制。

建立完善识人用人体系。以工作实绩为基础、政治素质为核心,完善日常考核,精确考核实绩,建立优秀年轻干部管理信息系统,开展"精准画像",建立在一线及急难险重工作等方面考察年轻干部的工作制度,突出考准政治素质,不断完善科学严谨的工作体系。

建立完善选拔任用体系。以专业能力为基础、人岗相适为核心,拓宽选人用人视野,突出高素质专业化导向选人用人。完善交流轮岗、一线锻炼等制度,善于识别好干部,不让老实人吃亏,大力选拔培养年轻干部,实现"选用一人、带动一批"的工作目标。

建立完善从严管理体系。以日常监督为基础、重点监督为核心,抓好干部个人事项报告核查等工作,持续强化日常监督和政治监督管理;以纪律规矩、思想政治、行业作风、医德医风、工作生活作风等为重点,健全监督信息共享机制,织密监督网,提升监督实效。

建立完善正向激励体系。以适时选用为基础、长效激励为核心,出台差异化绩效考评方案,健全完善容错、纠错等保护机制,鼓励优秀年轻干部敢担当、善作为。

某医院党委自 2017 年即开始着力建立科学规范的青年骨干(后备人才)常态化培养机制,针对管理岗位和业务科室的青年骨干开展了"育英计划"(2017—2018 年)和"薪传计划"(2021—2022 年)两届培训班,培训班以 2~3 年为培养周期,经过 5 年多的努力,31 个管理部门和 16 个临床科室的 214 名学员圆满完成培训任务。在新一届管理部门换届工作中,新提任的 28 人中有 23 人来自培训班。更重要的是该项工作对医院高质量发展形势下提升青年骨干综合素质、加强青年骨干战略储备发挥了重要作用,为医院党委发现人才、识别人才、培养人才提供了可靠参考依据。

3. 优化工作氛围 要充分认识到优秀年轻干部队伍建设的持续性和长期性,加强宣传引导,注重宽容包容,干出成绩表扬,遇到困难帮助,面对挫折鼓励。做好正面宣传和典型推介,在全院营造鼓励年轻干部干事创业的良好舆论氛围。

要注重关心关爱、正向激励,充分调动年轻干部的积极性、主动性、创造性。重视年轻干部心理教育,增强其心理抗压能力。医院各级领导干部对所分管的年轻干部经常性谈心谈话,了解思想动态、解决实际困难、激发创新活力;支持工会、团委等群团组织开展丰富多彩的文体活动,促使年轻干部身心健康、积极向上,为年轻干部成长成才创造良好文化氛围。

要着眼战略目标和发展路径,注重与时俱进,持续关注并研究年轻干部成长的新特点、新趋势,解决培养选拔工作中的新情况、新问题;要强化改革创新精神,推进理念创新、制度创新和方法创新,及时大胆使用优秀年轻干部,为敢于担当者撑腰,让他们"有舞台、得支持、受褒奖",为年轻干部成才创造良好工作氛围。

第四节
公立医院优秀年轻干部队伍的全流程管理

习近平总书记提出从"注重培养选拔"到"健全选育管用

全链条机制"的年轻干部培养工作方法,提出了新时代优秀年轻干部队伍建设的方法论。

围绕优秀年轻干部队伍建设的目标和基本原则,针对存在的问题和不足,公立医院要以习近平总书记的重要指示精神为遵循,不断推进优秀年轻干部队伍建设。加强对年轻干部队伍的全职业生涯管理,不断完善优化优秀年轻干部发现、选拔、培养、管理、监督、使用协同推进的全链条机制。

目前,国内一些大型公立医院党委主动统筹谋划,优化成长路径,拓宽视野渠道,加强培养锻炼,注重适时使用,坚持严管厚爱,持续探索优秀年轻干部队伍全流程管理,具有一定的借鉴意义(图6-1)。

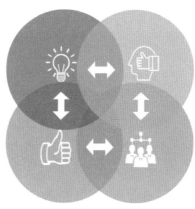

拓宽视野渠道

1. 加强源头储备
2. 拓宽发现渠道
3. 纳入组织视野

加强培养锻炼

1. 拓宽培养路径
2. 强化教育培训
3. 注重实践锻炼

坚持严管厚爱

1. 常态化监督
2. 织牢监督网
3. 完善考核体系

注重适时使用

1. 坚持好干部标准
2. 避免论资排辈
3. 注重工作实绩

图6-1　公立医院优秀年轻干部队伍全流程管理

一、拓宽视野渠道

1. 加强源头储备　若要"水池"清如许,还需源头"活水"来。公立医院实现高质量发展、优质医疗资源扩容、推进多院区建设和管理,需要更多的优秀管理干部和管理人才,加强源头储备是达成上述目标的第一步。新员工聘任是医院青年人才培养储备最早的源头,在制订进人计划时应坚持以事业需求为导向,充分考虑医院高质量发展中不同专业、不同学科所需,员工聘任后要充分了解其知识结构、爱好专长及兴趣方向。从入口即加大优秀青年员工储备力度,夯实后备队伍选拔基础。如某医院实行培训选留制度,分别按照临床和职能部门人选来源,将新进医院员工纳入规范培养制度中,主要采用轮岗制实现年轻员工多岗位历练,一方面帮助新进员工熟悉医院各项业务工作和管理工作,加快对院情的了解;另一方面实现各用人科室、部门对新进人员充分掌握,对人岗相适情况心中有数。

2. **拓宽发现渠道**　发现优秀年轻干部功夫要下在平时,结合日常工作建立发现识别优秀年轻干部的常态化机制是拓宽发现渠道的重要方法。如某医院深入开展青年人才调研,综合运用专题调研、日常考核、年度考核、主题教育、谈心谈话等途径,发现并储备了一批年轻干部,同时建立了年轻人才库并不断健全完善。对入库的年轻干部人选不公示、不公开,防止标签化。某医院在青年骨干人才选拔中参考一定的干部选任程序,开展竞争上岗,岗位述职竞聘,做足比选择优工作。特别是严格会议推荐和谈话推荐,尽力确保入库人员质量。

3. **纳入组织视野**　医院党委应深入干部群众中,看重大事件、看重要关头、看关键时刻,增强近距离了解;发现遇到任务往前冲、面对荣誉往后躲、埋头干事、专注工作、谋事不谋人的干部,做好日常了解,做到心中有数;多方面、全方位听取意见,加强分析研判,凝聚集体共识。

通过上述方法,某医院党委在日常工作中发现了一批具有国际视野和战略思维、善于解决实际问题的干部人才;发现了一批具有专业背景、综合素质高的复合型人才;发现了一批有援派、挂职、扶贫工作经历且表现出色的干部人才;发现了一批在分院区建设中接受历练且有培养潜力的人才;发现了一批德才兼备的“双肩挑”干部和优秀年轻专业技术人才。针对上述年轻人才,院党委实施动态管理,分层、分类建立优秀年轻干部成长档案,加强追踪和定期分析,为优化人力资源配置、统筹培养使用打好了基础。某医院党委则注重关口前移,明确规定新增中层干部原则上应从管理后备人才库中选拔,强调管理后备人才选拔参照干部选拔任用工作程序,党委更早通过民主推荐工作和考察工作,对潜在人才心中有数,更好衔接现行干部管理制度。

二、加强培养锻炼

1. 拓宽培养路径 优秀年轻干部队伍培养应结合时代需要和医院实践,勇于创新、拓宽路径。某医院针对性补短板、强弱项;推动轮岗交流、之字形培养、挂职锻炼,逐步形成了人选梯队培养特色路径。一是强化年轻干部的政治历练,从政治素质过硬、思想理论水平高的人选中,尤其是注重从有基层党组织工作经验的人选中选任干部。目前医院副科级以上(含双肩挑)干部中,担任过基层党组织书记、(总)支部委员的比例为60%。二是注重党建带团建,促进年轻干部培养"关口前移",加强院党委组织部门、各基层党组织与院团委的沟通衔接,管好团干、用好团干,将优秀团干纳入医院优秀年轻干部人才库,定期对团干进行理论学习、业务培训、赛事实践、挂职锻炼等多形式培养,培训考核情况与组织部门共享,作为优秀年轻干部使用、调整的依据。部分优秀团干脱颖而出,被选举为各级党组织支委或选拔至医院各级管理层,全院24%的团支部书记同时兼任各级党组织支委,全院11%的团支部书记同时兼任各级护士长职务。三是强化专业训练。针对专业性较强的管理部门,采取轮转方式培养后备力量。如自2012年以来,医务部门实行青年医生轮岗制度,医务处医患沟通办公室轮转医生142人、医政管理部门轮转医生83人,形成一批了解医政管理和医患沟通的青年医生梯队,占全院医生总数10%,其中有的已成长为职能部门负责人。

某医院着力医、护、研、技、药、管理重点后备人才培养,于2009年即启动由医院出资支持优秀的中青年人才出国或赴港澳台学习培训的"百人计划",共选拔四批次447名学员,其中300余人已学成归来,足迹遍布全球近20个国家和地区的100余所知名大学的医学院和医院。很多项目成员已经走上了临床、管理部门关键岗位或在一线管理工作中发挥重要作用。在此基础上,该医院进一步实施项目升级,探索组团派出优秀的中青年人才,提高学习和培养效率。

2. 强化教育培训

一是突出培训重点。以政治培训为重中之重,学习贯彻习近平新时代中国特色社会主义思想是必修课,着力安排年轻干部进行系统的马克思主义理论教育和严格党性教育,引导年轻干部学思践悟习近平新时代中国特色社会主义思想,坚定理想信念,提升理论素养,深刻领悟"两个确立"的决定性意义,坚决做到"两个维护"。

二是优化培训计划。针对优秀年轻干部的教育培训充分考虑岗位需要和年轻人特点,完善优化培训计划,增强培训实效。某医院在优秀年轻干部前期培训工作上做到"三保"——保时间、保轮转、保投入,既能掌握部门情况,又能满足跨部门的需要;既有院内与中层干部同等位置的培训,又有院外有计划地培训交流,体现了立体化培养的力度。某医院"育英""薪传"计划聚焦管理综合能力、岗位胜任能力、团队协作水平等方面,以课程培养、分享沙龙、实践培养三大模块为主的培训体系,穿插以"青年说""青年行"和"青年秀"等适合年轻人的主题活动。课程培养重在全面提升管理理论水平,分享沙龙重在实战经验分享,实践培养重在多岗位交流锻炼,全方位、分类别助力医院青年管理骨干和青年业务骨干取得突破提升。

三是开展综合培训。某医院有针对性地开展专业化培训,分类别开展科主任、党支部书记、管理干部及管理骨干、青年职工等各类人员培训班。自2018年以来,院党委组织丰富多彩的干部培训,截至目前参加培训约2 000人次,通过研修培训厚植理论基础;通过红色教学坚定理想信念;通过学术论坛明晰行业趋势;通过院情培养筑牢发展理念。培训工作一方面注重新任干部队伍建设要求,在临床科主任换届、党组织换届后及时进行培训,提升政治建设、业务水平。另一方面注重干部梯队潜力建设,将不同岗位年轻干部纳入组织视野,安排年轻同志同步接受系统培训,提高相应的专业素养和专业能力。开阔眼界思路,组织部门同期跟班考核,注重在培训中考察识别干部。

3. 注重实践锻炼　医院党委坚持在重大任务、重点工作、重大活动中培养锻炼年轻干部,采取"学干一体、实战历练"方式,选派年轻干部到一线磨砺锻炼;强化多平台培养,坚持实行阶梯递进式培养模式,建立完善年轻干部岗位轮换机制,最大限度为年轻干部提供多岗位、跨部门锻炼机会,为年轻干部成长进步创造条件、搭建平台。

如某医院完善管理及专业岗位设置,着眼科室及医院发展全局,推进亚专科发展,在科主任负责制基础上,加强科室副主任队伍建设,坚持从青年人才梯队中选拔拔尖人才,压担子、担责任,创造青年人才成长成才空间。在两个分院区建设过程中和建成后,一大批有潜力的青年医师担任分院区病区及科室负责人,一批年轻管理人才从一砖一瓦建设院区到成为分院区管理者,既为院区发展提供了新鲜血液,也为自身成才打下了良好基础,激发了干事创业激情。同时,在落实健康帮扶、对口支援等各类任务时,强化院外培养锻炼。根据不同派驻单位专业需求,深入听取科室及基层党组织对选派人员的意见,充分考察其政治素质、工作能力、医教研能力和管理能力,作为年轻干部人才考核依据,定期到派驻单位了解工作实际,促其成长。

三、注重适时使用

优秀年轻干部的使用既要坚持好干部标准,突出在干事创业的具体实践中选拔优秀年轻干部,又要破除论资排辈、照顾平衡等"隐形台阶",既看资历、经历,更注重素质、能力、潜力,结合医院工作需要和优秀年轻干部成长状态,完善适时使用机制。

某医院党委及时搭平台、压担子,把年轻干部培养工作融入日常、抓在经常,坚持正确用人导向,适时提出使用计划,大胆使用经过实践考验的优秀年轻人才。特别是对在关键时刻、承担急难险重任务时经受住考验、表现突出、作出重要贡献的年轻干部大胆使用。2017年至今，某医院党委选派支援的人员中，1名成长为正处级干部、2名成长为副处级干部、4名成为正科级干部、1名成为副科级干部、8人成为科室副主任、1人成为基层党组织书记。全程参与分院区建设，经过管理工作历练，表现突出、能力提升的10人得到提任。

四、坚持严管厚爱

优秀年轻干部全过程管理中要始终强化严管就是厚爱的观念，使年轻干部在成长之初就知敬畏、懂规矩、守纪律。

一是要开展常态化监督考核，强化纪律教育，强化年轻干部纪律观念和规矩意识。加强党的群众路线教育，引导年轻干部自觉改进作风，教育引导年轻干部正确认识自己，脚踏实地、自觉奉献，形成勇于担当作为的良好风气，克服"消极应付""坐等提拔""不求有功但求无过"等消极思想。

二是织牢监督网，认真落实干部管理要求：如个人事项报告、因私出国（境）、干部兼职等；加强日常监督，严格履职监督，经常性开展谈心谈话，比如单位主要负责同志应每年与优秀年轻干部、人才开展谈话，了解思想动态；通过民主生活会、组织生活会等形式严肃开展批评与自我批评等。

三是完善考核体系。健全全方位、多层次、广覆盖的跟踪考核机制，及时了解掌握年轻干部现实表现，实现干部考核全覆盖。对年轻干部的苗头性、倾向性问题，早提醒、早纠正，同时注意发现和补充新的优秀人选，始终保持一池活水。

某医院在年轻干部管理中实行末位淘汰，注重日常管理与成效考核相结合。考核手段多样化，日常考核、阶段考核管平时；专项考核、任期考察盯实绩。推进动态管理，定期综合分析研判，强化标准，确保有进有出。某医院选用重绩，过程评价与结果评价相结合，对管理后备人才进行定期考核，完善体系建设。在全面考核考察基础上实现优进绌退，打通进口和出口通道，搅动一池"活水"。

第五节
优秀年轻干部培养典型案例

优化路径,托举成长,强化培训——优秀年轻干部分类培养

　　某医院聚焦优秀年轻干部群体的特点,充分调查研究年轻干部成才的内在需求,从路径建设、平台搭建、素质提升、全周期发力等方面创建了系统的建设体系,建立了拓宽视野、上下联动、长期关注的干部常态化培养锻炼机制。通过综合运用援派、挂职等方式,在岗位磨砺中优化干部成长特色路径;通过多院区建设,打造年轻干部成长的"磨刀石"和"试金石",集群化培育年轻干部队伍,形成独特的"一院三区"干部成长模式;通过全过程的培养培训,理顺护理骨干人才的学、练、带、培、研体系,促使符合条件的护理管理人才脱颖而出。

一、多岗位挂职锻炼——在岗位磨砺中优化干部成长路径

　　从拓宽视野上看,年轻干部均直接来源于临床一线医生,属于综合素质好、管理岗位培养潜力大的年轻学术骨干人才。比如有在 35 岁成为科室副主任,37 岁就成为科室主任的业务水平拔尖人才;有在中组部博士服务团援青海工作中主动扎根艰苦边远地区,取得高度认可的临床一线医生。他们的发现均来源于医院党委坚持组织引导,充分发挥集中了解和日常了解相结合,对医院有培养潜力的优秀年轻干部及时掌握。

　　从上下联动上看,医院党委主动将年轻干部列入培养序列,在托管医院管理、分院区建设与运营中大胆启用,强化工作历练和实践锻炼。着重加强政治历练,给予机会参加医院重大会议、列席院长办公会、安排主要职能部门轮转学习,不断培养、提升"七种能力"。

　　从长期关注上看,医院党委着眼于长期培养,及时把优秀合适的同志选任到匹配的管理干部岗位上,进行实践锻炼,特别是在艰苦复杂和关键吃劲岗位上进行磨炼。比如在 2020 年某市

新冠疫情形势最紧张、最复杂的时候,选派年轻同志到市卫健系统挂职,承担了当时卫生管理系统最繁重的工作任务之一;选派年轻同志到某省进行挂职锻炼,在医疗水平欠发达地区的医院担任院长,带领该二级医院迈入三甲行列,极大地促进了该医院各项事业的发展,取得了优异成绩,也在这一过程中提升了自身的能力和素养。

二、多院区建设历练——用事业平台托举年轻干部批量成长

某医院在多院区建设中,统筹将分院区作为优秀年轻干部成长的"试金石",综合运用干部培养全周期形态,构建干部成长路径,产生了一批年轻干部队伍集群,形成了独特的"一院三区"干部成长模式。

比选择优,竞争上岗。在医院分院区干部队伍集中选拔中,医院在部分干部人选上运用了比选择优的工作方式产生。由组织部门在全院范围内公布岗位需求、岗位职责及资格条件要求,按照竞争上岗工作程序进行。在初步人选产生上坚持组织把关,突出政治素质、专业素养、工作实绩和一贯表现,综合考虑人选情况,确定分院区干部岗位初步人选。

培养锻炼,充分历练。分院区干部岗位作为新设置的干部岗位,医院党委采取了"先上岗后定职,先历练后选任"的年轻干部管理模式。干部先行担负相应的工作职责,享受相应的待遇,但是暂不明确职务级别,通过不少于一年的实践锻炼,组织部门充分了解其政治表现、工作作风、管理能力、工作实绩和廉洁自律情况,向党委报告后择优进入干部选任工作程序。

立体培育,动态成长。分院区干部梯队建立以后,医院党委将这类岗位当成干部培育成长的"蓄水池",不断增强干部梯队的培养锻炼,同时不断搅动"池水",让分院区岗位流动起来,强调多岗位培养,打通医院多院区干部队伍,适时进行轮岗交流;从分院区培养的干部回到主院区,进入党务行政岗位任职;从主院区的专业技术岗位选任优秀人员充实到分院区进行任职。

在某医院两个院区建设中及建成后,医院共选派 26 名管理人员,其中 13 人为无干部职务经历人员,占比 50%;有 7 人直接从临床一线选任,占比 27%。经过分院区建设和管理工作历练,13 人中有 10 人得到提任。

三、全周期发力——完善护理骨干(后备护士长)培养路径

专项培训与选拔:某医院护理部长期重视护理人才梯队的培养与建设,自 2014 年起每年选拔临床优秀护理骨干参加护士长培训班 1~2 期,平均 217 人/年。特别是对有学历、有能力、有魄力的优秀护理骨干进行三位一体(护理部-总护士长-专科)的重点培养,参加护理骨干培养的人员中 15% 成功竞聘为护士长。

1. 长期培养与考核　采取多元化、多形式、全方位的培养。

(1)培养目标:培养临床需求与自身发展方向相适应的复合型、实用型人才。

(2)培养形式:理论授课 + 临床实践。

(3)培养内容:①理论知识,包括管理基本理论、方法、工具等;②专业知识,包括疾病相关知识、专科前沿发展、专科新技术等;③教学知识,包括教学理论、方法、技巧等;④研究知识,包括循证护理、研究领域、研究方法等。

2. 分配角色与作用　在临床管理、临床教学、专科护理和临床研究中发挥重要作用。

(1)临床管理:在病区护士长不在岗、在专科扩张病区且未正式任命护士长等情况下,由护理骨干承担护士长角色,代管病区的护理管理工作。在日常工作中,协助护士长管理物资、患者安全、健康教育、文件书写等工作。

(2)临床教学:承担教学督导角色,协助护士长完成护理专业学生、进修生、见习生的带教任务,完成在职护士的培训与考核。

(3)专科护士:通过院内外的理论与实践培训,对专科知识

进行系统学习与更新,在专科内开展专业知识传播、项目改善提升照护结局、专项推进促进品质提升等工作。

(4)临床研究:参与临床护理研究工作,包括收集、汇总、分析数据,制订护理措施与计划并组织付诸实施。

(闫明 袁权 谭飞 刘于 薄海歌)

参 考 文 献

［1］李松.“后备干部”制度化走向［J］.瞭望,2010(46):38-39.

［2］学习贯彻习近平总书记在2019年秋季学期中央党校(国家行政学院)中青年干部培训班开班式上的重要讲话［EB/OL］.(2019-03-04)［2022-10-16］.共产党员网.https://www.12371.cn/2019/03/04/ARTI1551692966332157.shtml.

［3］习近平:决胜全面建成小康社会 夺取新时代中国特色社会主义伟大胜利——在中国共产党第十九次全国代表大会上的报告［EB/OL］.(2017-10-27)［2022-10-20］https://www.gov.cn/zhuanti/2017-10/27/content_5234876.htm.

［4］习近平:高举中国特色社会主义伟大旗帜 为全面建设社会主义现代化国家而团结奋斗——在中国共产党第二十次全国代表大会上的报告［EB/OL］.(2022-10-25)［2022-11-20］https://www.gov.cn/xinwen/2022-10/25/content_5721685.htm.

［5］中华人民共和国国民经济和社会发展第十四个五年规划和2035年远景目标纲要［EB/OL］.(2021-03-13)［2022-12-19］https://www.gov.cn/xinwen/2021-03/13/content_5592681.htm.

［6］国务院办公厅.国务院办公厅关于推动公立医院高质量发展的意见［J］.中华人民共和国国务院公报,2021,(17):174-178.

［7］共产党员网.学习贯彻习近平总书记在2020年秋季学期中央党校(国家行政学院)中青年干部培训班开班式上的重要讲话［EB/OL］.(2020-10-12)［2022-12-30］https://www.12371.cn/2020/10/12/ARTI1602474948492974.shtml.

［8］李玉敏,刘园园.公立医院优秀年轻干部培养模式研究［J］.人才资源开发,2021(8):33-34.

［9］朱丹丹,林振平.基于岗位胜任力模型的优秀年轻干部培养模式探讨［J］.质量与市场,2021(17):111-113.

第七章

公立医院干部管理的实践与思考案例

　　某医院较早实行"去行政化"改革,院管干部全部取消行政级别和身份管理,打造了一支忠诚干净担当的高素质专业化中层干部队伍,激发了争创一流、干事创业的活力,营造了风清气正的政治生态。全院有校管干部19名,院管中层管理人员358名,平均年龄48.2岁,其中:职能部门正职38人,平均年龄48.4岁,职能部门副职34人,平均年龄46.5岁;临床/医技科室正职103人,平均年龄52.7岁,临床/医技科室副职107人,平均年龄48.9岁;中层干部中,女性149人,少数民族11人,40岁以下50人;具有副高及以上专业技术职务288人,具有研究生学历或硕士以上学位298人。

第一节
严格选人用人

　　医院党委认真贯彻落实新时代党的建设总要求和新时代党的组织路线,始终把党的政治建设摆在首位,把深入学习习近平新时代中国特色社会主义思想作为首要任务,通过党委常委会、院党委理论学习中心组学习会、班子务虚会等多种形式,及时传达学习习近平总书记关于党的组织建设重要讲话、重要指示批示精神以及新修订的《党政领导干部选拔任用工作条例》等干部管理工作制度,把贯彻落实习近平总书记关于选人用人的重要论述作为工作的根本遵循,切实提高履行选人用人主体责任的政治站位和政治自觉。

一、坚持党管干部原则

坚持将党管干部原则贯穿选人用人全过程,充分发挥医院党委把关作用。坚持好干部标准,树立鲜明的选人用人导向,切实发挥中层干部选拔任用工作领导小组作用,酝酿研究工作方案,确保选人用人工作方向正确。干部选任的民主推荐、组织考察、讨论决定等环节,均由医院党委常委会集体研究决定,强化党委把关作用。

二、全面加强制度建设

党的十八大以来,该医院先后修订或制定出台多项制度,选、育、用、管全覆盖,健全选人用人制度体系,如《干部选拔任用工作实施办法(试行)》《干部试用期满考核实施办法(试行)》《中层领导班子和干部考核评价实施办法(试行)》《中层领导班子和干部年度考核评价实施办法(试行)》《中层干部人事档案专项审核工作实施方案》《管理后备人才队伍建设实施办法》《管理后备人才培养培训三年规划(2020—2022)》等系列制度文件,构建起科学化、规范化的选人用人制度体系,为医院做好选人用人工作提供重要制度遵循。

三、严格规范选任程序

该医院编印了《干部选拔任用工作规范手册(试行)》,进一步规范干部选拔任用程序,明确干部选拔任用责任制度链条,严格执行干部选拔任用工作程序(图7-1~图7-5)。严把动议关,在广泛听取各方意见、深入了解干部群众想法的基础上,结合人选综合表现,深入分析其政治素质、学历结构、任职经历、能力特长、性格特质等情况,充分酝酿,形成动议方案。严把政治关,坚持把政治标准放在首位,着重了解人选政治素质,既看干部的日常表现,又看关键时刻、重大关头的作为。注意听取所在党组织评价意见,对有必要的进行延伸考察。坚持对中层正职人选更高标准、更严要求,突出把握政治方向、驾驭全局、抓班子带队伍等方面情况的考察。严把廉洁关,坚持"凡提四必",将听取医院纪检监察部门对于人选的党风廉洁情况,前移至动议环节。将干部考察从"工作圈"延伸到"生活圈""社交圈",多维度考察识别干部。通过张贴公告和微信平台线上公示等多种方式,在任前公示中提高师生员工知晓率,扩大监督面。通过任职谈话要求干部正确行使职权、廉洁自律、自觉接受监督。

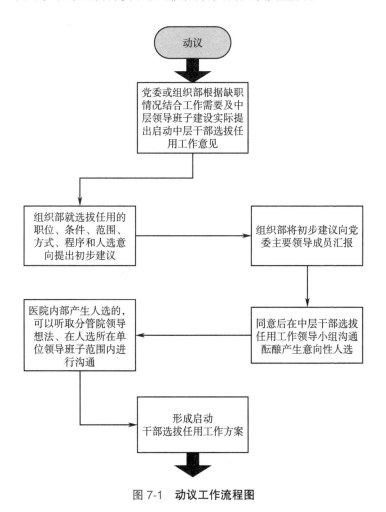

图 7-1 **动议工作流程图**

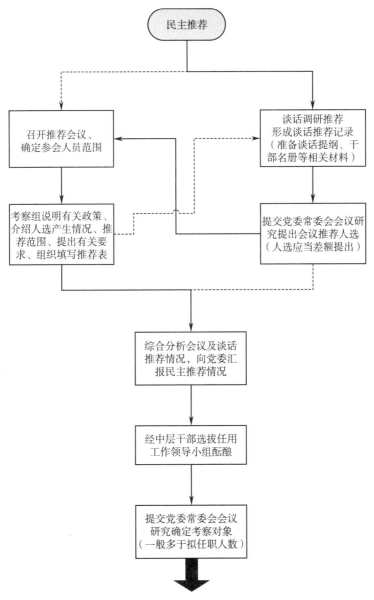

图 7-2　民主推荐工作流程图

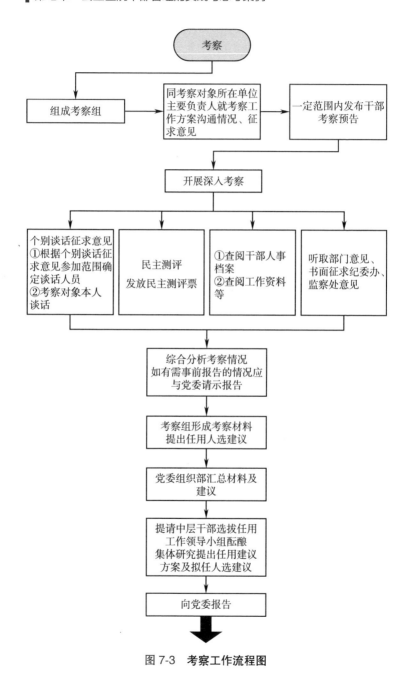

图 7-3　**考察工作流程图**

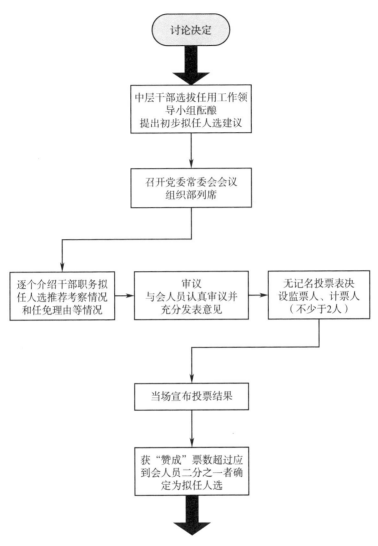

图 7-4　讨论决定工作流程图

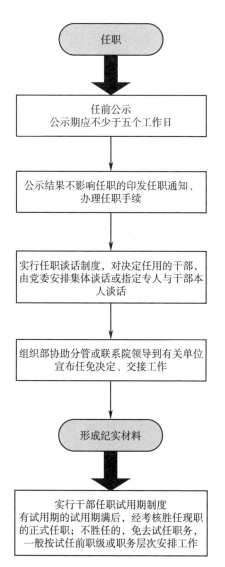

图 7-5 任职工作流程图

第二节
分层干部培训

该医院党委研究制定了《医院干部教育培训实施办法(暂行)》,体系推进院内干部教育培训工作。把习近平新时代中国特色社会主义思想作为干部培训的重中之重,坚持分级分类、线上线下、院内院外、点面结合开展教育培训,切实提升干部思想素质、能力水平。在教育培训实践中,逐步形成了围绕改革发展形势与任务的主题培训计划、业务干部管理能力提升计划、党支部书记党务工作能力提升计划、新任干部阶梯成长培训计划、管理专项境外交流学习计划等"五位一体"干部培训体系建设,有效提升团队能力和素养。

一、改革发展形势与任务的主题培训计划

医院统一制订培训计划,原则上每季度培训一次,培训内容紧紧围绕深化医药卫生体制改革、公立医院高质量发展、内涵式发展等主题(表7-1),邀请国内该领域的知名专家把主题内容讲深、讲透、讲活,让院内中层干部深学一层,不仅清楚政策是什么,更理解政策制订为什么;不能只顾埋头拉车,更要学会抬头看路,培养中层干部高瞻远瞩的目光和洞悉发展态势的能力,既善于抓重要领域和关键环节,又学会统筹兼顾、综合平衡。

表 7-1 改革发展形势与任务主题培训(部分)

培训主题	授课专家
从碎片化改革到结构性改革——国家治理体系与治理能力现代化	任剑涛
创新发展的中国之路	薛 澜
国际形势与中国外交战略	金灿荣
中国转型期的腐败与反腐败	何增科

续表

培训主题	授课专家
全媒体时代的卫生突发事件处置与舆论引导	董关鹏
中国医保制度的经济学分析	刘国恩
宏观经济形势分析	范剑平
……	……
我国安全环境与国家安全战略	孟祥青
优质医院服务建设	陈丽颖
从严治党关键是从严治吏	罗中枢
历史视角下的医患关系	杨　震

二、业务干部管理能力提升计划

聚焦公立医院高质量发展的新形势、新挑战、新要求,针对中层干部学习不足、能力不足、管理不足和创新不足的现状,进一步优化干部培训体系。医院自1996年起,设计以管理创新为主题的暑期集中培训交流,已逐步形成"顶层设计、注重实效、树立标杆、实践转化、交流共享、后效评价、持续改进及制度保障"的医院干部培训体系和精品品牌[1]。

1. 培训准备

(1)充分调研,找准定位:前期通过深入调研,了解干部在管理工作中遇到的问题,把迫切需要提升的能力作为培训切入点;对干部队伍现状进行详细的数据分析,了解干部队伍的年龄、职称、学历、专业背景、岗位需求等方面的内容,制定科学、系统的培训计划;结合医院事业发展重心,确定项目定位,将医院需求、干部需求、管理需求融合后形成暑期干部培训体系。

(2)顶层设计,完善机制:干部培养需要制度保障,为了持续推进医院暑期干部培训项目,医院构建了"六位一体"的工作机制:高度重视,全力支持的领导机制;齐抓共管,密切配合的联动机制;广泛调研,反复论证的选题机制;集思广益,精益求精的预讲机制;科学民主,客观公正的评价机制;双向沟通,及时动态的反馈机制。

(3)结合实际,主题培训:基于实际需求,结合医院发展方向,系统设计和策划当年培训主题。在主题培训之外充分结合医院发展过程中反映出来的医、教、研、管等各领域的关注焦点,设立分组讨论题目,并设置分论坛紧密围绕主题,深入探讨主题培训内容。(表7-2、表7-3)

表7-2 ××医院历年暑期干部培训主题

时间	主要内容
1996	敬业爱院、现代企业管理
1997	医院经济管理
1998	企业文化与团队精神
1999	现代医院管理与学科建设
2000	医院管理与干部素质
2001	规范临床路径,提高医疗质量
2002	增强法律意识,和谐医患关系
2003	加强学科建设,注重人才培养
2004	医院文化、凝聚力是可持续发展的根本保障
2005	医院未来四年发展战略与工作思路
2006	深化管理改革,规范科室管理
2007	增强忧患意识,提高抗风险能力
2008	学科建设与医院管理
2009	科学发展与模式创新
2010	技术创新与科学发展
……	……
2017	医改深入推进与医院未来发展
2018	全面加快最好华西医学建设

续表

时间	主要内容
2019	深入学习贯彻十九大精神,全力创建国家医学中心
2020	全面推进治理体系和治理能力现代化 促进医(学)院高质量发展
2021	以创新驱动引领医(学)院高质量发展
2022	提升团队治理能力 加快推进医(学)院高质量内涵式发展
2023	筑高原 建高峰 全面推进医(学)院高质量发展

表7-3 ××医院暑期干部培训部分代表科室交流主题

科室	交流主题
胸外科	先心病学科交叉汇报
神经内科	党政携手,用心管理,打造和谐高效团队 探索研究生培养新模式,大力推进学科发展
呼吸内科	按系统整合课程教学的探索与实践
神经外科	多学科融合的探索与实践 医护一体化——模式创新,促进学科发展
门诊部	日间手术模式
急诊科	利用整合资源发挥平台优势 以科室团队建设为切入点,抓好科室管理
护理部	锐意创新,医护合作,创建伤口管理新模式
泌尿外科	三科三镜联合,治疗食管-胃交界疾病
内分泌科	加强区域协同,促进学科发展

（4）形式多样,目标导向:医院的培养思路是以发展为导向,以需求为目的。通过主题报告、专题讲座、圆桌会议和管理论坛等丰富多彩的载体与形式,全方位加强干部队伍的思想素质、品格修养、组织管理、专业技能、改革创新等知识的学习与

教育。

2. 培训实施

（1）问题导向，务求实效：把医院改革中的重点、难点、创新点作为切入点，将之作为干部培训集中讨论解决的核心问题，通过干部队伍高效率地组织、讨论、分析后形成具有导向性的解决方案，由医院对应的职能部门推进落实，从而实现提出问题到解决问题的良性循环。

（2）树立标杆，引领带动：在暑期干部培训中，医院选择了在医疗、教学、科研或管理中某一方面有特色创新或实绩突出的科室进行经验交流，以标杆科室引领和带动全院科室管理水平上台阶。例如，在学科建设与科室管理交流上，医院选择了神经外科进行主题为"多学科融合的探索与实践"的交流；在科学发展与模式创新中，推出了门诊部主题为"日间手术模式"、急诊科主题为"利用整合资源发挥平台优势"的交流汇报。用身边人、身边事使教育润物无声，营造见贤思齐的文化氛围。

（3）项目改进，推广应用：针对暑期干部培训中干部反映的问题，职能部门先进行汇总分类，提交医院决策机构专题讨论，再分口立项进行调研改进，医院对改进结果采取各种形式及时公开反馈，形成环环相扣、持续改进的工作机制。该工作实施以来，多个项目已被医院采纳和广泛推广，在医院治疗改进、服务模式创新、管理能力提升方面均发挥了重要作用。

（4）流程梳理，模式构建：医院暑期干部培训在模式方面不断深化创新，基本形成了书记培训动员—院长、书记或副职主题报告—院外专家讲座—典型科室交流—学科分组讨论—讨论成果汇报—书记总结—医院根据讨论结果确定项目立项—项目执行并持续改进—阶段或专项反馈、第二年暑期干部培训全面反馈的高效灵活培训模式，该培训模式具有可借鉴及推广性。

3. 培训成效 该医院始终倡导将暑期干部培训学习的实效转化为工作中创新发展的动力。暑期干部培训实施以来，由干部专题培训讨论提出、调研跟进，持续改进后实现多项专项项目的落地，并在医疗服务模式创新、资源使用效率提升、学科交又合作等方面取得了显著成效,实现了从医院干部教育培养机制创新到医院管理项目的转化及落地,为医院发挥干部主观能动性和干部智库的作用探索了可供借鉴的新模式。

（1）改革中坚：在医院近30年的管理变革与创新路径中,每一步都离不开中层干部队伍的全力投入与支撑。多项创新性项目在医院落地,如：在全国率先推行"医生跟着患者走"服务模式,高级医生细分亚专业,促进专业化发展；护士站统筹床位管理,加快床位周转；提升治疗组技能与服务质量。再如建立以病种为中心的学科交叉/联合诊疗模式,采用矩阵结构,组建多科联合医生团队；建立疾病指南/制定诊疗路径；共建随访体系/临床病种数据库等。

（2）事业中坚：该医院一直坚持"一级带着一级干,一级干给一级看""干部无功就是过,平平淡淡就是错"的理念,干部团队率先垂范,在重大任务、重大工作及重大事件中充分发挥出中流砥柱的作用。上级主管部门先后两次对院班子考评,职工满意率均在98%以上。通过持续、系统的中层干部队伍建设,中层干部整体民主测评优秀率达97.06%,有效地培育了事业发展的中坚力量。

三、党支部书记党务工作能力提升计划

坚持每个季度党总支、党支部书记会,对习近平新时代中国特色社会主义思想、党内法规和相关重要会议内容等进行传达学习,组织党总支、党支部内部互相交流分享,学标杆、找差距、补短板。此外,结合院内外资源平台,开展丰富多彩的培训学习。

1. 用好红色基地资源,深学红色精神 红色教育基地是干部群众学习党的历史、传承红色基因、加强党性锻炼、坚定理想信念的重要载体。自2019年起,医院开展"双带头人"党性教育专题培训班,依托中国井冈山干部学院、中国延安干部学院等高水平培训机构,完成了对党总支书记、党支部书记的轮训。同时吸纳高层次人才、中层干部和党外代表人士作为"双带头人"

的培养对象开展培训，着力将业务带头人培养成党建带头人，充实"双带头人"队伍储备。

"为理想而来，为信仰而战"，医院党建、业务的"双带头人"们在小井红军医院看着简陋的医疗条件和设施，听着"舍命献盐"的师长张子清和"为革命将儿子送人"的党总支书记曾志的故事；在三湾改编纪念馆回溯"支部建在连上"的历史背景和主要内容；在黄洋界上齐诵《西江月·井冈山》；在比北斗星还要明亮的八角楼灯光下看《论持久战》；在重走红军"挑粮小道"时挥汗如雨，在红军后代访谈中潸然落泪，井冈山精神通过一场场讲座、现场教学、情景教学等形式真实呈现，历久弥新。

"从未如此深刻理解'永垂不朽'这四个字的含义，从未如此深刻地被革命先烈信仰的力量像今天这般深深打动，震撼二字亦不足以描述内心深处的灵魂洗礼""打断骨头连着筋，扒了皮肉还有心，只要还有一口气，爬也爬到延安城"，医院党支部书记、高层次人才、中层干部代表在延安边学习边感悟。在党的六届六中全会会址上感受这次"决定中国之命运"的大会；在革命旧址的窑洞中体会"党性"和"人民性"的统一；在白求恩住址旁学习他的国际主义精神；在学习陕北民歌中感受当年的军民鱼水情；通过鲁艺这个"新文艺圣殿"的大舞台激发新时代思想政治工作的大讨论；在梁家河的沟沟坎坎中感悟习近平总书记的七年知青岁月。党总支、党支部书记和高层次人才代表们学、思、践、悟，在革命场景中感悟信仰力量，在真实事件中汲取革命营养，将党员"政治生日聚慧"与学科交叉联合研讨会开在了中国延安干部学院，畅谈初心、畅想事业发展。

2. 用好红色人物资源，精讲红色故事　一是用活革命老区资源。革命老区有着丰富的红色资源，党史事件多、革命基地多、英雄先辈多。医院各党支部创新学习活动形式，深挖本土红色资源，在历史再现、现场体验、感恩实践中重温革命先辈初心故事，让红色历史植入广大党员干部心中。小平故里、朱德故居、赤水河畔处处都有医院党支部的身影，在鲜活的人物历史中提高党性修养、强化宗旨意识。

二是用好学校资源。医院先后组织多个党总支、党支部多名党员干部、多批师生员工前往学校红色纪念馆参观学习,通过主题展览、情景舞台剧等多种方式,学习前辈顽强拼搏、永不言败的革命斗志和对党忠诚、坚定不移的革命信仰。

三是用深院内资源。结合老党员作为身边红色人物的政治优势、经验优势和威望优势,凝聚和释放强大的红色能量,医院多部门专门联合组建老党员初心故事采编小分队,由青年学生以"二对一"的小组工作方式,上门采访入党时间在五十年以上的老党员的入党故事、革命故事、奋斗故事,最后形成文章、图片、录音、视频等多种材料学习分享。

3. 用好红色史料资源,传承红色基因　医院充分挖掘红色史料资源,引导党员从医院党组织发展史、党员成长史看党的光辉历程,"寻找"身边的"入党初心",从身边的人物和故事讲起,以小见大,让党史学习教育有温度、有深度,传承红色基因。

院党委从全院 3 000 多名教职工党员的入党申请书、入党志愿书中,精心遴选出多份有代表意义的材料并组织开展"见证时代变迁,与党共同成长"主题展览。从 1940 年 1 月,医院第一任党支部书记在革命战争年代怀着"为抗日到底把日本鬼子赶出中国,中华民族彻底解放,不受任何帝国主义压迫,消灭一切封建制度,使中国人民走向独立自由富强民主,为实现社会主义和共产主义而奋斗到底"的理想申请入党;到 1991 年 12 月,某教授在援助圣多美和普林西比期间在火热的非洲大地上加入党组织,再到 2020 年 2 月,90 后护士在武汉抗击新冠疫情第一线提交入党申请书,一份份珍贵的历史资料背后是一个个感人至深的初心故事。

4. 用好红色书籍资源,汲取红色力量　书读百遍,其义自见。医院积极开展"阅读悦分享"专题读书系列活动,营造全院读原著、学原文、悟原理的良好学习氛围。一是通过由医院定期提供参考书单(表 7-4),"学你所愿,送货上门",党支部根据实际情况选择并设立红色书架。二是面向全院中层干部征集"心中的一本好书",实名推荐并写明推荐理由,不定期在全院范围内进行分享推荐。三是要求每一位管理后备人才必须精读一本党史专著，撰写读书报告或者不短于 8 分钟的多媒体汇报，由医院"学而时习"平台向全院师生员工分享读书学习体会，达到以个人的"学晒"行动去激发党员的"比超"热情，形成"学党史、悟思想、办实事、开新局"良好氛围，使"学思用贯通、知信行统一"真正落地、落细、落实。

表 7-4　医院部分学习书单

活动	红色书单（部分）
红色书架	《论中国共产党历史》
	《毛泽东、邓小平、江泽民、胡锦涛关于中国共产党历史论述摘编》
	《习近平新时代中国特色社会主义思想学习问答》
	《中国共产党简史》
	《中华人民共和国简史》
干部荐书	《红星照耀中国》
	《摆脱贫困》
	《长征》
	《苦难辉煌》
	《四川革命老区》
后备读史	《党中央在延安 13 年》
	《红军长征史》
	《诞生——共和国孕育的十个月》
	《党代会历史细节，从一大到十八大》
	《南梁红色故事》

四、新任干部阶梯成长培训计划

新任干部阶梯成长培训以干部岗位胜任力提升为主线，根据中层干部岗位特点及工作要求，有针对性地开展履行岗位职责所必备管理知识的培训。一方面充分利用院内研究所和学校多学科交叉融合的师资优势,另一方面积极与院外知名培训平台合作定制个性化的系统课程,加强各种新知识新技能的教育培训,帮助干部提高专业素养和实际工作能力。(表 7-5)

表 7-5　新任干部阶梯成长培训课程安排示例

日期	时间	内容
第一天	8:30—8:45	开班动员讲话
	9:00—12:00	管理学基础
	14:00—17:00	如何当好一名有效的管理者
	18:30—21:00	管理实践中的痛点和难点 邀请三位新任干部分享管理中的困惑和难点(内科、外科、机关各 1 位,每位分享10 分钟),展开讨论
第二天	9:00—12:00	战略与品牌管理
	14:00—17:00	人才工作新思维与决策艺术
	18:30—21:00	新任干部分组进行工作经验交流
第三天	9:00—12:00	营销管理
	14:00—17:00	激励人心创造卓越的领导与变革
	17:00—18:00	阶段小结

五、管理专项境外交流学习计划

现代医院管理对医务人员的管理知识与能力提出了极高的要求。为了学习先进的管理理念和方法,培养具有国际视野的中层干部,医院利用每年暑期有计划、有目的、有任务地派出不同团队赴境外交流学习,在干部任期内完成全院所有中层干部的轮训。

每年 3 月确定培训主题与任务,组建医护技管学习团队,从提出培训需求到解决具体问题形成管理闭环。

（1）需求调研:树立按需培训理念,突出组织需求和岗位需求,把需求调研贯穿训前、训中、训后全过程。开展培训需求调研分析,了解中层干部对培训的期望,精准把握培训需求,按需定制境外培训课程,提升培训针对性、有效性。

（2）改进方法:根据培训内容要求和团队特点,改进方式方法,开展研讨式、案例式、模拟式、体验式等方法综合运用的培训(表7-6)。

表 7-6　××学习课程安排

时间		课程内容
第一天(周日)	——	去程
第二天(周一)	上午 9:00—12:00	医院交流参访
	下午 14:00—17:00	医院参访
	晚上 19:00—21:00	学员小组自行讨论完善
第三天(周二)	上午 9:00—12:00	专科运营管理
	下午 14:00—17:00	人力资源与绩效管理
	晚上 19:00—21:00	学员小组自行讨论完善
第四天(周三)	上午 9:00—12:00	科室管理工具及决策分析管理
	下午 14:00—17:00	精益化管理
	晚上 19:00—21:00	学员小组自行讨论完善
第五天(周四)	上午 9:00—12:00	医院财务管理
	下午 14:00—17:00	医院参访
	晚上 19:00—21:00	学员小组自行讨论完善
第六天(周五)	上午 9:00—10:30	医院核心资源的优化与调度
	上午 10:30—12:00	服务标准作业流程管理
	下午 14:00—17:00	医疗保险政策与对策
	晚上 19:00—21:00	结训座谈会、颁发结业证书
第七天(周六)	——	返程

（3）交流分享：结束学习后，参加境外学习交流的每位中层干部须提交一份书面总结，侧重对工作的思考与建议。每个学习团队需面向全院中层干部做交流分享，以点带面更好地推动工作。

（4）学以致用：学习团队带着问题学，每个团队需向医院提出1~2个创新项目（表7-7），将新学习的知识和方法运用到解决院内实际工作中。项目由医院院长办公会讨论决定是否作为重点立项，立项后由党委办公室和院长办公室跟进督促落实到位。

表 7-7　暑期境外学习院内立项项目

序号	项目名称	牵头部门
1	暑期境外学习的优化实施	党办
2	基层员工的系统培训	工会
3	院内人员服装的优化设计与规范管理	设备物资部
4	院内标识系统的优化与管理	运营管理部
5	门诊患者满意度反馈系统	纪检监察处
6	医技楼人文装饰的改进	基建运行部
7	员工行为的即时激励与表彰的改进	党办

（5）严格考核：建立健全中层干部培训教育档案，将中层干部参加学习培训情况和考核结果如实记入档案，包括考勤纪律、学时学分、考核鉴定、培训体会等；加强干部培训与干部选拔、培养、管理、使用工作的统筹，掌握学员参训表现，为培养、考察、识别干部提供参考。

第三节

实绩量化考核

综合运用多种考核方法，构建平时考核、年度考核、专项考核、任期考核四位一体的适宜公立医院高质量发展的中层干部考核体系,有利于建强堪当民族复兴重任的高素质执政骨干队伍。统筹兼顾用好四类考核,使其相互补充、相互印证,可增强考核体系的完整性和系统性。

一、四位一体的中层干部考核体系[2]

根据中共中央印发的《党政领导干部选拔任用工作条例》《党政领导干部考核工作条例》和上级文件精神,构建平时考核、年度考核、专项考核、任期考核四位一体的中层干部考核体系(图7-6)。各类评价统筹兼顾,相互补充、相互印证,以增强考核评价的完整性和系统性。

平时考核设立日常考核观察点,由相关职能部门对照具体观察点内容对医院中层干部做好日常纪实,采取列席会议、谈心谈话、调研走访等多种方式考核干部的一贯表现,重点了解政治态度、担当精神、工作思路、执行力度等。年度考核突出医教研管业绩导向、突出客观量化导向、突出组织考评导向,注重不同岗位、不同要求、不同关注,综合运用实绩分析、组织考评、民主测评、综合评价等多元化方法,考核中层干部的业绩情况。专项考核重点针对中层干部在完成重要专项工作、承担急难险重任务、应对和处置重大突发事件过程中的工作态度、担当精神、作用发挥、实际成效等情况。任期考核是对中层干部在一届任期内总体表现所进行的全方位考核,重点关注任期目标完成情况,一般结合换届考察或者任期届满当年年度考核进行。

1. **平时考核是公立医院中层干部考核的重要基础**　公立医院中层干部考核极具综合性、复杂性和艰巨性,要做到科学合理、客观公正需要有较为完善的顶层设计指导,有较为扎实的基础工作支撑,也需要多部门协同配合。平时考核体现经常性、具体化和常态化,如某医院在实践过程中,在党办、院办、组织部、医务部、科技部等职能部门设置日常观察点,从正、负性两个维度指标收集干部日常表现,全面了解中层干部在工作中履职尽

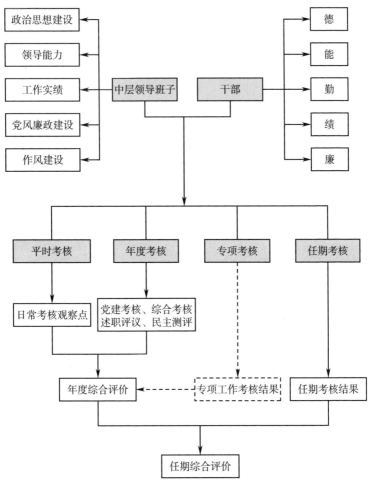

图7-6 医院中层干部考核体系示例

责情况、个人业绩情况、学习情况、履行"一岗双责"情况和奖惩
情况等,强化日常考核和近距离考核。平时考核避免了在规定
的较短时间内"突击"考察干部的"形式",有利于突破干部考
核的固有思维定势、考核指标和程序方法;有利于提早发现干部
问题,及时纠偏和止错,给予干部针对性的帮助和引导;有利于
多维度、多层面、立体化了解干部,考准考实干部。

2. 年度考核是公立医院中层干部考核的重要抓手　公立医院中层干部考核是干部管理的基础性工作,而年度考核作为整个中层干部考核体系中的重要构成,往往受到较大程度的重视。由于公立医院中层干部岗位类型较多、工作职责不同[3],很难用一套指标体系衡量所有的人。一些探索在前的公立医院使用平衡记分卡构建临床/医技科室中层干部年度考核体系,不少公立医院采用360度测评构建职能部门中层干部年度考核体系[4-6]。医院强调以团队业绩体现个人业绩,实绩量化评价年度工作。中层干部的考核指标设置一般由团队业绩、述职评议、民主测评和加减分项构成,不同岗位类型干部的权重设置有差异。通过一系列计算,最终每位干部的年度考核结果会以一个分值体现,同一序列的干部(如临床/医技科室主任)全院拉通排序,前15%评定结果为优秀。公平公正的年度考核能有效树立鲜明的实干导向,营造风清气正的干事环境,激励干部担当作为,推进公立医院高质量发展。

3. 专项考核是公立医院中层干部考核的重要补充　公立医院承担各类急难险重任务和应对处置重大突发事件较多,如何全程跟踪、全景纪实、全面了解干部们的表现是专项考核重点关注的内容。如在新冠疫情防控中,各级卫生管理部门出台了"关于激励和关心关爱广大党员干部人才和医务工作者在打赢疫情防控阻击战中担当作为的措施",指出要把疫情防控一线表现作为评价干部政治素质的重要参考,要大胆提拔使用表现突出的干部。公立医院内参与疫情防控的部门多、科室多、人员多,因分工不同,有的可能驰援重点地区显示度高,有的可能作为院内重点单位关注度高,但也有大量支撑协作单位做了很多不可或缺的工作却不为大多数人知悉,在评价干部时就需要有客观公正的专项考核作为支撑。另外,公立医院在推进一些重要专项工作时,为了提升工作效能,偏好于将其作为干部考核的内容之一。但实际工作中,如果没有干部考核的制度文件做支撑,要么相关规定流于形式,要么考核内容过于随意,而专项考核正好可以作为有效的重要补充。

4. 任期考核是公立医院中层干部考核的重要闭环　任期考核反映干部在一个届期内任职的全方位表现,综合评价干部目标任务完成情况,是干部换届调整综合研判的重要参考,是进一步加强干部监督与管理、激励与约束的有效手段。实际工作中,任期考核客观存在工作重视不够和力度不够等问题,对能者上、平者调、庸者下使用不够,特别是还不能很好地与干部提拔和重用等环节挂钩形成完整闭环。可借鉴目标管理理论[7],优化任期考核的工作机制,进一步增强医院发展的战略导向、目标导向和结果导向,推进公立医院高质量发展。

二、分层分类实绩量化年度考核

1. 年度考核的具体实施

(1)考核评价的组织实施:党委及其组织部门按照干部管理权限,履行考核中层领导班子和干部的职责。党委承担考核工作主体责任,党委书记是第一责任人,组织部门承担具体工作责任。医院成立中层干部考核评价工作小组,工作小组成员由党委办公室、院长办公室、党委组织部、纪委办公室、监察处、人力资源部、医务部、教务部、科技部、运营管理部、宣传部、审计处、内外大科和业务党总支等部门/科室的主要负责人组成。党委组织部牵头开展中层领导班子和干部考核评价的具体工作,做好中层领导班子和干部相关考核结果的收集、汇总、整理和分析。

(2)考核评价指标体系:医院中层干部年度考核的通用计算公式如下,指标内涵如表7-8所示。

年度考核 = 团队业绩 + 述职评议 + 民主测评 + 加减分项

年度考核评价注重不同岗位、不同要求、不同关注,体现中层干部管理职责。突出组织考评导向,突出医教研管业绩导向,突出客观实绩导向,量化指标权重大于定性评价权重。注重数据处理的严谨性,所有一、二、三级指标在加权计算前,统一进行标准化,标准化所采用的方法,根据各指标数据分布特征确定采用等级极差变化法、归一化法等。考核评价方式注重综合运用实绩分析、组织考评、民主测评、综合评价等多元化方法,综合反映中层干部在德、能、勤、绩、廉方面的表现。

表 7-8　中层干部年度考核的指标内涵

一级指标	二级指标	指标内涵
团队业绩	综合考核	由所在科室的业务考核结果体现。临床 / 医技科室重点考核学科建设、医疗、教学、科研、综合管理 5 个维度,以医疗工作为例,全面考核医疗运营效率与质量,如临床流程管理、医疗资源合理利用率、医疗安全管理等。大内科、大外科等重点考核教学、综合管理等维度。职能部门重点考核职能工作、效能督办、专项考核、创新工作和管理引领 5 个维度
	党建考核	由所在党支部党建考核结果体现,主要包括党建基础管理和党支部作用发挥两个方面。党建基础管理重点考核"自身建设",如党员教育管理监督服务、党的组织生活、党组织议事决策机制等;党支部作用发挥重点考核党支部工作的质量和有效性,如联系服务员工,患者、学生对工作完成情况的满意度,党建工作影响力等
述职评议		由部门 / 科室主要负责人面向全院述职,院领导班子、职能部门、临床科室、党支部等 360 度进行综合评价,结合日常工作情况从岗位能力、执行力、团结协作、廉洁自律四个类别设置测评内容,评价意见分为优秀、良好、一般、较差
民主测评		由部门 / 科室员工对中层干部进行满意度测评,按照德、能、勤、绩、廉设置测评内容,评价意见分为优秀、称职、基本称职、不称职
加减分项		加分项目包括集体表彰奖励、个人表彰奖励;减分项目包括各类处分、缺陷管理、作风纪律等。加减分基准数根据年度考评结果确定,一个基准数影响一个位次,加减分幅度按照表彰或违纪违规行为的影响度和干部所应承担责任确定

（3）考核评价程序：中层干部年度考核主要采取自我总结、述职评议、民主测评等相结合的方式进行。一是自我总结。根据年度考核内容及有关要求，中层干部认真总结，填写提交《干部年度考核登记表》。二是述职评议。由医院党委组织部牵头组织，召开年度述职评议考核工作会，部门/科室主要负责人面向全院进行述职，主要包括业务和党建两个方面。业务工作述职内容重点对照本部门/科室年初工作计划和目标，用数据、图表简明扼要总结党政工作完成情况。重点突出创新性、突破性工作和最有亮点的工作。党风廉政建设"一岗双责"履行情况，重点查找和剖析在党的建设和业务工作上存在的问题。针对性谋划部门/科室未来一年的工作和发展思路，并提出切实可行的具体措施。党支部工作述职内容重点围绕党建与业务融合工作情况和"自身建设"及"发挥作用"情况进行述职。三是民主测评。医院中层干部考核评价工作小组组织开展部门/科室群众满意度测评。被考核干部在各单位内进行年度述职，采取现场述职与书面述职相结合的方式进行。民主测评参评人员包括本单位在岗工作人员（含在编人员、聘用人员、全职返聘人员），参评人数至少达到本科室在岗人数的三分之二。职能部门干部考核测评参评人员包括临床/医技科室代表、双代会代表及机关职能部门代表。四是个别谈话。与中层干部班子成员、相关干部群众以及其他需要参加的人员个别谈话了解情况。五是了解核实。根据需要采取查阅资料、采集有关数据和信息、实地调研等方式，核实考核对象有关情况。六是形成考核结果。医院中层干部考核评价工作小组综合分析中层干部所在支部党建考核结果，科室学科建设、医疗、教学、科研、综合管理考核结果，述职评议考核结果，满意度测评结果等情况，计算出年度考核量化分数，结合日常考核观察点纪实情况，计算平时考核量化分数，提出中层干部年度综合评价建议等级，提交医院党委常委会研究，确定最终评价等级。

（4）考核结果使用：中层干部年度综合评价结果分为优秀、称职、基本称职、不称职4个等次。年度考核分数排序前15%，综合评定为优秀。年度综合评价结果作为调整干部职务、岗位级别、管理奖酬、年度奖酬及评优表彰的重要依据。干部年度综合评价结果为所在考核序列前 20% 的,目标管理绩效按一档发放,干部年度综合评价结果为所在序列后 20% 的,目标管理绩效按三档发放。干部年度考核结果为称职及以上等次的,按照有关规定享受年度考核奖金。对干部述职评议考核结果不佳、民主测评满意度不高,或存在影响本单位事业发展等突出问题的,组织部门及时深入了解核实,并限期整改。年度综合考核结果用于指导干部教育培训工作,为干部教育培训提供依据,按需培训,提高培训质量及效果。

2. 实践思考

(1)干部业绩由团队而非个人体现:中层干部年度考核突出业绩导向,干部考核由团队业绩体现而非个人业绩,这与医院对中层干部的职责定位和管理密切相关。医院强调干部是管理者,而非必须是业务权威。临床 / 医技科室干部应保证每周不少于 1/5 的时间从事科室管理,机关后勤干部应保证每周不少于 4/5 的时间。由前述干部年度考核公式可知,团队业绩强,个人得分高;团队业绩弱,即使个人医教研业绩再突出,也不可能在其干部序列中排名靠前,导向干部要有学科建设的大格局、大胸怀和大视野,树立"功成不必在我"的政绩观,多花精力钻研科室管理,多为团队付出奉献。当然也客观存在科室发展基础条件不同、资源投入不同、团队结构不同等外因,导致某个新任干部面对学科条件稍弱的科室即使全心投入,考核结果可能也不会处于前列,这需要一方面从计算方法入手标化单一指标考核结果避免过度影响整体分值,另一方面综合全面情况客观分析考核结果。

(2)党建与业务考核并重,双向融合:2018 年 6 月,中共中央办公厅印发《关于加强公立医院党的建设工作的意见》,强调发挥公立医院党委的核心领导作用。同年 9 月,国家卫生健康委制定《加强公立医院党的建设工作的意见实施办法》,强调要切实加强公立医院干部队伍建设。2021 年 5 月,《国务院办公厅关于推动公立医院高质量发展的意见》,指出要落实公立医院党建工作责任,将其作为年度考核和干部选拔任用的重要依据。为了切实落实各级要求,把党的工作融入到公立医院管理的各个层级、各个岗位和各个链条中,该医院在中层干部各个序列正职的考核中,将党建考核与综合考核的权重设置一致,导向党建与业务考核并重,从制度上保证"抓党建就是抓发展,抓好党建就是最大的政绩",促进党建与业务同频共振、双向融合。2023 年,医院在考核设计上再次探索将党建考核与业务考核深度融合,将 2 套指标合并为 1 套指标,即党建工作与事业发展融合发展指标体系。

（3）突出共性公式和个性岗位指标权重:该医院有 3 个序列 12 类不同岗位的中层干部 300 余人。研究凝炼一个公式"年度考核 = 团队业绩 + 述职评议 + 民主测评 + 加减分项"和四个一级指标对所有中层干部进行考核,化繁为简、同质可比;同时通过不同的权重赋值突出不同岗位、不同关注。分层分类实绩量化的干部年度考核体系既是根据公立医院不同岗位特点的针对性设计,体现医院对不同层级干部能力素质要求侧重不同,还有利于增强干部考核的公信力、科学性、合理性和操作性。

（4）客观公正对待和使用考核结果:回顾分析该医院近 5 年中层干部考核结果,总体上与日常工作表现一致,但也仍有值得优化改进的地方,应客观公正对待和使用考核结果。考核结果反映出排名前 20% 和后 20% 的职能部门重合度高,且有的单位尽管院内考核不尽如人意,但院外却能获得主管部门认可和同行尊崇。分析其原因,客观上与受考核单位和个人在医院的受重视程度和自身职能不无关联,不能简单地用年度考核结果否定某个中层干部。医院会根据干部年度考核结果强行分为三档,但实际上各单位间的分数差异越来越小,有时候因 0.01 分可能就处于不同的两档之间,但并不代表两个单位的工作水准就是不同水平层次的差异。考核不是目的,根据考核结果加强沟通反馈,帮助干部改进工作不足,提升团队工作绩效更有利于整体工作水平提升。

三、职能部门考核

职能部门是公立医院高质量发展的中枢,精细化管理的执行者。要激发其新动力,建立科学合理的绩效考核体系至关重要,但职能部门的绩效考核因其难以量化、难以比较、难以计划等因素,往往存在重视不够、方法单一、体系不全、结果偏差等问题。综合运用多种考核方法建立实绩量化考核体系是重要的破题手段。

1. **职能部门考核评价模型** 年度考核 = 工作量化指标(党建考核 + 综合考核)+360 度测评 + 加减分项

如上述公式所示,医院职能部门考核评价由团队业绩实绩量化体现。其中工作量化指标由团队党建考核评分和综合考核评分计算。党建考核指部门所属党支部年度考核得分,对应 8 个一级指标、20 个二级指标和 30 个三级指标的综合评价。综合考核指职能工作、效能督办、专项考核、创新工作、管理引领五个维度的标准化计分(表 7-9)。360 度测评涵盖组织考评、服务对象满意度测评、同级评价和民主测评多个维度。加减分项以事实为依据,对照条目进行调整。加分项目如集体表彰奖励等;减分项目包括各类处分、缺陷管理、作风纪律问题等。加减分基准数根据年度考评结果确定,一个基准数影响一个位次,而不是单纯的分数绝对值。

2. **实践思考**

(1)考核导向应前瞻调整:绩效考核是医院管理的重要指挥棒,不同的考核导向可以培育不同气质特征和风格的团队。实绩量化的考核体系导向职能部门和中层干部专注于工作业绩,在适度压力下形成你追我赶的正向工作氛围。当前,国家卫生健康委每年对公立医院作出绩效评价,助力公立医院高质量发展加快落地。医院也应关注国家需求,结合发展实际,前瞻构建与之适应的职能部门考核体系,引导职能部门和中层干部积极主动、攻坚克难,激励其真抓实干、担当作为,约束其改进作风、提高效能。

表 7-9 综合考核指标内容

一级指标	二级指标	指标内容	数据来源
综合考核	职能工作	本部门本职工作完成情况,基础分值为 60 分	党办、院办
	效能督办	部门年度党建及行政重点工作完成情况	目标效能办
	专项考核	根据专项考核工作任务分解,考核专项任务完成情况,涉及部门按完成任务累加计算	党办、院办
	创新工作	根据医院立项创新工作,考核创新任务完成情况,涉及部门按完成任务累加计算	党办、院办
	管理引领	1. 职能部门对外交流情况,分为国家层级、省部级、市校级、院级等会议交流。2. 职能部门获准科研项目、科技成果奖、科技论文、知识产权、著作等情况	党办、院办、科技部

（2）考核主体应客观中性:考核主体的客观中性直接影响着被考核的部门对考核结果的公认度。公立医院职能部门考核一般由组织人事部门或党办、院办等职能部门具体承担,难以避免其既是裁判员、又是运动员的尴尬境地。某医院为了提高考核的公信力,多年来党办、院办和组织部不纳入职能部门评优表彰范畴,视为主动弃权。某医院为了使考核主体保持中立原则,委托其医院管理研究所作为第三方考评职能部门,成员主要由德高望重的老专家、不再担任职务的一些管理人员组成。

（3）考核指标应量化公正:公立医院职能部门由于承担各自不同的工作职能,一般被认为工作同质性差、可比性差、量化性差,往往选择如工作方法、工作态度、团队精神等共性指标,但考核结果受评分主体的主观影响较大。实践中,有的医院把职能部门根据工作特征划分为战略运营管理类、技术管理类和服务管理类,再分类制定考核指标;有的提炼共性指标和个性指标,将其分为基础绩效考核、岗位考核和附加绩效考核3个模块,并以工作职责、工作服务、个人能力、岗位考核和奖惩事项5个指标[8]进行考核评价;也有的以管理成效为导向,从重点工作、日常行政工作、管理能力几方面进行考核,旨在激励约束职能部门改进管理成效[9]。某医院在职能部门考核指标优化实践中,引入人力资源系数的理念设计增强考核结果的可比性、公正性和科学性。如一级指标效能督办重点考核部门年度党建及行政重点工作完成情况。由于工作职责差异,客观存在有的职能部门"天然"承担任务多,有的部门承担任务较少的情况。在指标设定上,医院将重点工作完成数对照分值作为分子,部门人力资源按职称折算系数作为分母,并限定最高得分,相对平衡了任务数、人数差异较大的两个部门在某一指标上的差异,尽力做到考核指标的量化公正,受到职能部门的高度认同。

(4)考核方法应科学有效:公立医院职能部门考核较多采用360度考核(360 degree feedback)[10],操作简便易行,参与主体多元,能较好地调动各方的积极性,但受主观影响因素较大。不少医院在实践中综合采用了多种考核方法,如目标管理法(management by objectives,MBO)、关键绩效指标法(key performance indicator,KPI)、平衡计分卡法(balanced-scored card,BSC)、岗位评价技术以及引入相对价值比率评估系统(resource-based relative value system,RBRVS)[11-13]改良职能部门考核等。不论是采取某种方法,还是多种方法的组合,均应确保考核方法的科学有效。如某医院在考核过程中,为避免某一指标过于敏感,引起结果波动较大,背离考核设计初衷,每项指标均按标化计分,最低分75分,最高分100分,尽量从计算方法上限制结果偏差过大。每项考核指标结果出来后,牵头责任部门会逐一跟考核单位进行沟通反馈,无异议后由组织部门进行汇总测算,尽量从机制上做到考核过程的公开透明。

（5）考核结果应综合运用：公立医院职能部门考核结果往往与绩效薪酬评定、评优评奖、干部选用、干部考核等重要事项挂钩。如某医院职能部门考核结果分三档，其中评价结果在考核序列前 20% 的，年终绩效按一档发放，评价结果在后 20% 的，年终绩效按三档发放，且党委书记会进行约谈反馈，提出工作要求；组织部门就考核细则进行分析和工作建议，帮助职能部门针对薄弱扣分环节作改进提升。考核不是为了考核而考核，考而有用、共同改进工作绩效，辩证分析、综合运用考核结果，才能促使管理绩效不断提升。

（6）考核体系应持续改进：公立医院职能部门绩效考核是管理效能提升的重要抓手，但不能解决所有问题，即使指标合理、方法科学，也不能得出让所有部门认可的客观公正的结果。只要有考核，就会有排名较后的部门，如果连续排名靠后，部门就会认为考核欠合理、欠公平、欠客观。不同的考核指标，可以导向不同的工作业绩；不同的考核方法，可以培育不同的管理团队；不同的结果运用，可以形成不同的用人文化。例如，如果医院重视职能部门间的团队合作，就应加大同级评价的权重。同样的团队使用不同的考核体系，得到的考核结果可能不一致。因此，公立医院职能部门考核体系还应客观评价、有效引导、监督管理、正确使用，与时俱进，持续不断地完善。

第四节
常态监督管理

坚持管在日常、严在经常，不断加强政治监督，完善从严管理监督干部制度体系。

一、聚焦选拔任用，严格风险防控

注重政治引领，坚持把《党政领导干部选拔任用工作条例》和干部监督相关政策文件作为医院党委理论学习中心组学习和干部教育培训的必学篇目,经常性组织开展干部监督政策法规教育。全院既通过网站、宣传栏、微博、微信、手机短信等宣传平台强化经常性的教育学习,又抓好集中警示教育、行业案例教育、主题宣传周等教育活动,融入到医疗服务、教书育人、科学研究和文化传承引领等各个方面,做到全平台、多角度、广覆盖,形成入耳、入脑、入心,讲到、看到、听到的"三入三到"监督氛围,让全院中层干部意识得到,做得到位。

聚焦选拔任用,严格规范选任程序,认真梳理廉洁风险点,前瞻做好防控措施(表 7-10)。

表 7-10　干部选拔工作廉洁风险及防控措施

环节	关键节点	廉洁风险表现形式	主要防控举措
1	动议	1. 故意不严格执行任职资格标准,让特定人员获得或失去资格 2. 不集体讨论确定初步意向性人选	1. 固化标准:以文件形式对年龄、任职年限、职称等任职资格敏感指标进行明确与固化 2. 外部监督:所有初步意向性人选均由干部选拔任用工作领导小组集体讨论确定
2	民主推荐	1. 有倾向性地确定民主推荐范围 2. 在推荐票统计过程中弄虚作假,让特定人员获得有利结果	1. 固化标准:以文件形式对各类岗位民主推荐应包含的人员类别进行明确,通过固化人员结构与参加人数要求,避免人为倾向性地确定范围,有效避免廉政风险的发生 2. 外部监督:纪委办、监察处全程参与民主推荐工作,民主推荐计票要求 2 人以上参与完成,统计结果要求计票人员和监票人员共同签字确认,互相监督,避免推荐票统计过程中出现弄虚作假

环节	关键节点	廉洁风险表现形式	主要防控举措
3	考察	1. 有倾向性地确定考察范围 2. 不如实记录、汇总考察意见,形成考察材料,作出对个别人员有利的考察结果	1. 固化标准:以文件形式对考察谈话对象类别进行明确,考察范围应覆盖科室主要业务骨干,并在职务、职称、年龄等方面有一定覆盖面和代表性,避免人为倾向性地确定考察范围,有效避免廉政风险的发生 2. 外部监督:干部考察工作由干部选拔任用工作小组开展,纪委办、监察处全程参与考察;考察谈话均要求2人以上参与完成,统计结果、谈话记录、考察材料均要求参与人员共同签字确认,互相监督,避免个人倾向影响结果公正;干部考察期间发布干部考察预告,公布组织部及纪委办、监察处联系方式,公开接受广大群众监督
4	讨论决定	1. 不集体讨论做出任免决定 2. 不如实统计公布表决结果,作出对特定人员有利的任免决定	1. 固化程序:以文件形式明确讨论干部任免事项,党委书记、院长必须同时参加,并有三分之二以上成员到会,保证与会成员有足够时间听取介绍、充分讨论,成员应当逐一发表意见,党委书记应当最后表态。表决票要求2人以上参与完成统计,并签字确认,表决结果当场宣布,有效避免廉政风险的发生 2. 信息公示:拟聘干部人选均要在全院范围内予以公示(不少于五个工作日),公开接受广大群众监督 3. 全程纪实:严格执行干部选拔任用全程纪实。加强选人用人全程监督和倒查追责

二、聚焦日常管理，严格规范精细

一是突出政治监督，加强对上级和医院重大决策部署贯彻执行情况的监督检查，确保政令畅通。二是坚持盯紧重点岗位、重点权力、重点领域，加强制度保障。重点加强权力运行制约监督，把决策权、招投标采购权（基建、设备、药事、耗材）、人事权、财权纳入重点监控范围；重点关注临床诊疗、临床用药、医用耗材和试剂使用、大型医疗设备检查、医疗收费、统方管理等，规范医务人员执业行为。三是强化事前、事中、事后全程防控。如在进药与采购管理中，制度设计上药剂科三名负责人分工参与进院、采购、领用，权力分散制衡，由多部门、多专业组成大范围专家库且一年一换，事前由纪检监察审计部门在医院专家库中随机抽取专家，临时通知参与药品采购的全过程，避免厂商活动。事中加强审计资产、资金、资源全面覆盖，在设备、基建、研究生复试等工作中多部门联动，主动发现问题，堵塞监管漏洞。事后围绕社会普遍关注和群众反映强烈的领域，综合利用经营数据和业务数据，深入推进高值耗材、门诊处方、合理用药、药商供应商、"九不准"为重点的专项抽查，管控到人、到事、到厂家，形成常态监督。四是持续做好患者满意度调查，完善社会评价体系，加强第三方监督。

三、聚焦问题整改，严格监督合力

认真学习落实《中国共产党廉洁自律准则》《中国共产党纪律处分条例》《中国共产党纪律检查机关监督执纪工作规则（试行）》等，运用"四种形态"，坚持"五个必查"，把好"五个标准"，严守"六种纪律"。强化"一岗双责""一案双查"，严格落实管理责任，分级、分管承担相应责任。如修订医院《缺陷管理条例》，强化责任落实和责任追究，将执行管理和责任落实到各级人员的工作指标考核、岗位聘用、医疗授权、绩效分配、缺陷管理上。健全干部能"下"的机制，对政治上不守规矩、廉洁上不干净、工作上不作为不担当或能力不够、作风上不实在的干部，坚决进行组织调整,切实做到"四个坚决调整"和"四个坚决不能用"。坚持把接受中央巡视、大型医院巡查、校内巡察作为上级对医院的关心、鞭策、激励,作为发现问题、查找差距的过程,作为进一步加强和改进党建的契机,与医教研管各项工作结合起来,加快推进医院高质量发展。聚焦问题整改,深刻剖析问题根源、举一反三,健全干部监督管理的长效机制。

四、聚焦制度建设,严格责任落地

一是班子带头。党政主要负责人自觉肩负好政治责任,当好"班长",积极践行"四个亲自",做到重要工作亲自部署、重大问题亲自过问、重点环节亲自协调、重要案件亲自督办。班子成员以身作则、率先垂范,根据工作分工,严格落实"一岗双责"要求。医院主要负责人不直接分管人事、财务、基建和药品、医用耗材、医疗设备等工作,涉及医院人、财、物的部门不由一名领导班子成员管理,管理人、财、物部门超过五年的领导班子成员进行轮换。班子严格执行民主集中制,坚持每周一召开院长办公会和党委常委会,"三重一大"事项"必论证、必上会、必票决",实行一把手"末位发言制"。二是干部带头。以坚持不懈纠正"四风"为重点强化作风建设,干部带头严格遵守党纪国法,严格按制度办事;坚持新提拔干部任职谈话和廉政责任承诺制、年度民主生活会、述责述廉、个人重大事项报告等制度;严格要求配偶、子女、亲属和身边工作人员;严守学术诚信,遵守学术道德,不利用职务之便谋求学术资源、个人荣誉等利益,自觉接受组织监督、群众监督和舆论监督。三是党员带头。强化问题导向,采取更加务实管用的措施建设党支部,切实把全面从严治党要求落到实处。严格要求支部书记队伍,明确工作业绩从严考核,党风廉政从重问责。严格抓党建述职评议考核工作,真评实考,党风廉政建设一票否决,及时反馈,强化支部书记抓党建的主角意识、主动精神。

第五节
储备管理后备人才

2016 年起，医院面向未来 10 年提前储备管理后备人才，分批逐步建立规模适宜、动态调整的管理后备人才队伍。先后选拔建立 600 余人的后备人才库，实现每个层级均有管理后备；积极推进 MDP 阶梯课堂、境外定制轮训等集中培训，开展统管、通识、轮转、晋升与淘汰等全方位岗位历练，实现每名后备均有培训历练；每年提供 500 万元经费支持，根据管理后备人才岗位类别发放专项绩效，实现每个岗位均有考核投入，为医院高质量发展提供源源不断的活水。

一、岗位设置

针对管理后备人才设置兼职院长助理岗、兼职部长助理岗、兼职项目主管岗和兼职科室管理助理岗，面向全院非现任干部的青年骨干进行选拔。管理后备人才选拔和培养周期为三年，原则上每三年选拔一次。所有人员须经本周期选拔并正式发文任用后才能确定为本期的管理后备人才。管理后备人才培养期满后"退岗不退库"。

1. **兼职院长助理岗**　按照医院管理需求设置一定数量的兼职院长助理岗位，协助院领导处理相关工作。

2. **兼职部长助理岗、兼职项目主管岗**　按照医院管理需求设置一定数量的兼职部长助理岗、兼职项目主管岗，协助相关职能部门开展管理工作。兼职项目主管岗主要针对需要跨部门协作的工作。

3. **兼职科室管理助理岗**　按照科室实际工作需要，设置兼职科室管理助理岗位，协助科室管理小组对综合（含党务）、医疗、教学、科研等工作进行管理。每个科室兼职科室管理助理原则上不超过 3 人，规模较大、人数较多、院区分散、业务工作任务重的科室，最多不超过 5 人。

二、基本条件和资格

1. 基本条件

（1）具有较高的思想政治素质，坚持为人民健康服务的方向，在思想上政治上行动上同以习近平同志为核心的党中央保持高度一致。

（2）具有良好的品行修养，践行社会主义核心价值观，以人为本，仁心仁怀，严于律己，廉洁从业，作风正派。

（3）热爱卫生健康事业，具有强烈的事业心、责任感和使命感，具备较强的专业技能和职业素养，富有改革创新精神，实绩突出。

（4）具有一定的组织领导和沟通协调能力，有强烈意愿参与管理工作。

2. 基本资格

（1）临床／医技科研序列管理后备人才原则上应到院工作3年及以上、45周岁以下、具有中级及以上专业技术职务或获得博士学位。

（2）对特别优秀或者工作特殊需要的，可以适当放宽到院年限或年龄资格条件。

（3）担任党支部委员一年及以上的，在同等条件下优先选用。

三、推荐选拔

兼职院长助理岗、兼职部长助理岗和兼职项目主管岗以组织推荐、竞争上岗等方式统一组织选拔。

兼职科室管理助理由各科室在全科亮岗，在医院的指导下由科室管理小组组织选拔，院党委组织部参与选拔过程。具体流程如下。

（1）各科室在医院文件基础上，由科室管理小组集体研究确定兼职科室管理助理选拔具体实施方案，组织人员申报，并报医院党委组织部进行资格审查。

（2）院党委组织部将有关人员情况报医院党委常委会审议通过后,通知科室按核准方案进行选拔。

（3）科室召开全科员工会议公开选拔兼职科室管理助理。院党委组织部派人参加推选会议。

（4）由科室管理小组研究确定兼职科室管理助理推选人员名单,将推选结果报院党委组织部,由院党委常委会研究确定。

四、培养培训

1. 岗位历练　为了在最短的时间内让管理后备人才能最大限度地熟悉院科两级的相关事务,管理后备人才不属于某一个人、某一个部门或某一个科室,由党委组织部统一管理,定期进行轮转。每个人按照竞聘的岗位承担相应的工作职责,每个人每周不低于 1/5 的时间从事管理岗位工作。如某位青年人才竞聘了科室的兼职管理助理,在 3 年的培养周期内,可设定为医疗、教学、科研各做 1 年,以便全方位提高自己的管理能力。管理后备人才接受医务部、教务部、科技部、门诊部等相关职能部门的专题培训,熟悉医院运行流程和相关规定。根据工作需要,管理后备人才也被选派参与援疆、援藏、援非、精准扶贫、乡村振兴、分院区建设等岗位工作锻炼。

2. 通识培训　管理后备人才培训突出问题导向、目标导向、实践导向,组织开展务实管用的专题培训,引导和帮助青年人才丰富专业知识、提升专业能力、锤炼专业作风、培育专业精神,不断提高适应医院事业发展要求的能力。医院系统开展管理发展计划（management development program,MDP）,分为行动学习和管理技能两个模块（图 7-7）。

（1）行动学习:是一小组人共同解决组织实际存在问题的过程和方法。行动学习不仅关注问题的解决,也关注小组成员的学习发展以及整个组织的进步。选择医院真实存在的项目、挑战、难题或任务,4~8 人组成一个学习小组（团队）,每个小组配备 1 位教练,通过质疑与反思,在行动的基础上不断学习,从而对问题的本质达到更深入的认识（表 7-11）。

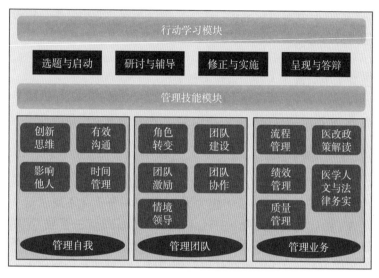

图 7-7 管理发展计划培养项目

表 7-11 管理后备人才行动学习小组挑战项目

项目名称	团队名称
科室科研标准化管理体系建设	创新队
科室标准化的教学管理体系建设	园丁组
科室优秀人才的发现与评价	伯乐组
临床新技术申报、实施、评估的标准化管理体系	励行组
互联网＋医疗"在线"诊疗服务模式标准化体系探索	人工智能组
重点病种医疗费用评价分析及标准化管理	圆宝队

（2）管理技能：管理技能培训参照医院管理 MBA 课程设计，邀请行业知名专家或院内从事具体管理工作的负责人授课，包括以下内容。

1）政治理论培训：开展中国特色社会主义理论体系培训，特别是习近平新时代中国特色社会主义思想培训；开展党的卫生与健康工作方针、政策培训,学习研究党和国家关于推进健康中国战略、深化医药卫生体制改革、加强公立医院党的建设等各项方针政策;开展改革发展形势与任务培训。

2)管理基础理论培训:开展管理学基础、组织行为学、运营管理、战略管理、数据模型与决策等管理基础理论培训;开展互联网、大数据、云计算、人工智能等新知识新技能学习培训;开展应急管理、知识产权、心理健康等方面学习培训,帮助管理后备人才完善履行岗位职责必备的基本知识体系。

3)职业素养培训:开展管理思维、管理沟通、医学伦理与社会责任、领导力、心理学、社会学等培训,提高管理后备人才的科学人文素养;加强医院文化的学习和培训,增强广大管理后备人才对医院文化的理解和认同;通过管理后备人才列席医院重要会议、参加重要活动等方式,让管理后备人才熟悉医院的历史、文化、战略、核心价值观以及未来愿景,更好地融入医院文化及工作中。

4)岗位胜任力技能训练:开展卫生统计与决策、医疗保险与支付制度变革、医院信息系统建设、医院循证决策与管理、医患沟通与医疗纠纷处理、医院服务管理、医院护理管理、质量安全管理、医学教学管理与运行等培训。

五、管理考核

院党委组织部会同相关职能部门和科室每年对管理后备人才的德、能、勤、绩、廉等情况进行考察。加强对管理后备人才的日常考核、季度考核和年终考核,考核结果分为"优秀、称职、基本称职、不称职"4个等次。考核结果作为管理后备人才培养、使用、调整的重要依据。

管理后备人才季度考核由院领导、科室(部处)和党委组织部考核组成。院领导、科室(部处)管理小组根据管理后备人才在考核期内的工作表现情况进行客观、公正打分,填写《管理后备人才季度考核表》。同一科室的兼职科室管理助理考核结果合理拉开差距,优秀人数一般不超过1人。院党委组织部对集中培训质量和考勤情况进行考核,无故缺勤培训的,当季岗位补贴降一档发放。管理后备人才考核手册目录如图 7-8 所示。

<h1 style="text-align:center">目　录</h1>

图 7-8　管理后备人才考核手册目录示例

六、使用和淘汰

1. 后备使用　医院建立健全管理后备人才选拔任用机制,院内新增中层干部原则上从管理后备人才中选拔,须从管理后备人才库以外选拔的,应说明情况集体决策。如在医院 2017年、2022 年中层干部换届调整中,新提任干部中管理后备人才均超过 70%。同时,积极拓宽管理后备人才选用出口,加大对表现优秀的管理后备人才的推荐力度。如领办型医院班子副职人选原则上从进入医院管理后备人才库的人员中优先遴选推荐。

2. **严格管理** 管理后备人才实行动态管理制度,出现下列情况之一的,退出管理后备人才库:①已提拔使用的;②受纪律处分、一级缺陷处理或在社会上造成重大不良影响的;③工作失职,造成较大损失或重大不良影响的;④年度综合绩效考核、医德考评不合格的;⑤临床/医技科室管理后备人才中年满50周岁的;⑥无故累计3次及以上缺席管理后备人才专项培训的;⑦无故累计3次不提交管理后备人才考核表的,或累计3个季度考核为基本称职及以下等次的;⑧由于健康原因,不能承担相应工作任务的;⑨除医院指令性任务外,管理后备人才在培养周期内单次离岗超过6个月或累计离岗超过1年的;⑩因其他原因,不适宜继续作为管理后备人才的。尽管入库培养均为择优遴选,但医院严格管理和要求,如在第一届管理后备人才培养期间,因自身原因而被退库的占8%左右。

第六节
外派干部管理

医院不断规范和完善外派干部人才选拔任用、教育培养、激励考核等工作,制定"××医院挂职干部人才管理办法(修订)"。积极选派各类干部人才开展精准扶贫、乡村振兴、医疗卫生帮扶、援疆、援藏、援非、分院区建设和医联体建设等工作。

一、分院区干部管理

本章所指医院的分院区包括两种:一种是同一法人的不同院区;另一种是全托管医院,即医院产权所有者将一家独立法人单位的经营管理权交由某医院本部运营,本部派出管理团队和医疗技术团队。

针对同一法人不同院区的干部,由医院党委统一管理,根据分院区的规模、功能、床位、发展等不同因素设置干部岗位，与本部中层干部的管理同质。针对全托管医院的干部管理，具体分为两种情形。

（1）根据工作需要，由院本部设置一定的干部岗位，兼任本部副职（有的单位不兼任），纳入医院中层干部统一管理，如有的岗位医院明确为××部门院外专职岗，负责分院区该部门所有工作，接受本部业务指导和管理。

（2）由于全托管医院为独立法人单位，可向属地管理部门申请成立党委，具有对该院的干部管理权限，可根据需要设立院内干部岗位，如××部门科长、××病区主任等。关于内设干部岗位和日常管理，全托管分院党委一般与本部党委沟通商议，在本部党委的指导下完成相应工作，但这部分岗位不纳入院本部中层干部管理，若这部分人员回到院本部则不具备干部身份，但可作为院本部培养、锻炼、考察年轻干部的岗位和本部干部队伍的有益补充。

二、外派管理团队管理

外派管理团队，是指根据医院服务地方经济社会发展需要，开展院地合作，选派到地方领办型医联体或医疗帮扶单位担任党委书记、院长或班子副职的领导人员。外派管理团队由医院组织推荐，由单位所在地组织部门纳入地方干部管理，按照干部管理权限和程序任命或聘任，对其实行双重管理。由医院和地方政府相关部门一起组成工作组对外派管理团队进行考核，充分运用定量考核与定性评价相结合、多维度测评、立体化评定等方法，考核采取年度考核（表7-12）和任期考核方式进行。

三、援派挂职干部人才管理

援派挂职干部人才，是指在不改变与医院人事关系的情况下，经组织程序选派到地方或其他单位开展挂职锻炼的干部人才，主要包括：①根据中央和国家机构要求选派的挂职干部人才，如援疆、援藏、援青、对口支援、博士服务团等；②根据中组

表 7-12 外派正职年度考核指标体系

干部岗位	考核重点	类别	一级指标	二级指标	三级指标	评分方式
党委书记	德、能、勤、绩、廉	工作业绩（60%）	当地综合业绩和党的建设（30%）	领办型医联体当地综合业绩和党的建设效果	当地综合业绩和党的建设结果	地方考核指标体系
			院内综合业绩（30%）	院内综合业绩考核	院内综合业绩考核	院内考核指标体系
		岗位测评（40%）	组织考评（20%）	岗位能力、执行力、团结协作、廉洁自律	岗位能力、执行力、团结协作、廉洁自律	当地分管领导 25%＋主管部门评价 25%＋医院本部领导班子评价 50%
			班子成员互评（10%）	岗位能力、执行力、团结协作、廉洁自律	岗位能力、执行力、团结协作、廉洁自律	院长 50%＋其他班子成员 50%
			民主测评（10%）	岗位能力、民主公平、廉洁自律	岗位能力、民主公平、廉洁自律	中层干部、党外代表人士、双代会代表、人大代表、政协委员等
院长	德、能、勤、绩、廉	工作业绩（60%）	当地综合业绩和党的建设（30%）	领办型医联体当地综合业绩和党的建设效果	当地综合业绩和党的建设结果	地方考核指标体系
			院内综合业绩（30%）	院内综合业绩考核	院内综合业绩考核	院内考核指标体系
		岗位测评（40%）	组织考评（20%）	岗位能力、执行力、团结协作、廉洁自律	岗位能力、执行力、团结协作、廉洁自律	当地分管领导 25%＋主管部门评价 25%＋医院内部领导班子评价 50%
			班子互评（10%）	岗位能力、执行力、团结协作、廉洁自律	岗位能力、执行力、团结协作、廉洁自律	党委书记 50%＋其他班子成员 50%
			民主测评（10%）	岗位能力、民主公平、廉洁自律	岗位能力、民主公平、廉洁自律	中层干部、党外代表人士、双代会代表、人大代表、政协委员等

部、教育部、国家卫生健康委、相关省委乡村振兴等工作要求,选派开展帮扶工作的干部人才;③根据省委组织部、省教育工委、省卫生健康委、大学等上级单位要求,选派到相关单位和地方挂职的干部人才;④根据中共中央统战部、省委、市委等上级领导机关要求,选派挂职锻炼的党外干部人才;⑤医院选派的其他援派挂职干部人才。

援派挂职干部人才的选派,由医院相关职能部门和科(室)按照上级选派的挂职要求、干部人才类型负责推荐,严把政治关,党委组织部、人力资源部负责审核干部人事档案,征求纪委办、监察处党风廉洁意见后,将建议人选报医院党委常委会研究确定。个人向党组织推荐援派挂职干部人才人选时,必须负责地写出推荐材料并署名。

援派挂职期间,由挂职单位和医院按照干部人事管理权限共同管理,日常管理以挂职单位为主。加强跟踪了解,院领导在干部人才挂职期间应到挂职单位走访,看望慰问援派挂职干部人才,指导推动工作;党委组织部、人力资源部、工会等职能部门和院内派出单位管理小组成员每年应到挂职单位跟踪考察了解援派挂职干部人才工作情况。党委组织部和院内派出单位明确专人作为援派挂职干部人才联系人,联系人应及时掌握援派挂职干部的政治、思想、工作和生活情况,积极协调帮助解决其在工作中遇到的困难,援派挂职干部人才如发生重大情况,联系人要及时向组织报告。院内派出单位同挂职单位积极沟通,共同做好援派挂职干部人才的年度考核。指令性任务挂职干部人才由挂职单位于每年年底将考核情况和结果及时通报医院;挂职期满的考核,由医院会同挂职单位在挂职干部人才锻炼结束前后一个月内完成,挂职期满的鉴定材料和考核结果归入干部人事档案。

医院坚持挂职与培养使用相结合,将援派挂职期间的表现作为干部选拔任用、职务和职称/职级晋升、评先评优的重要依据。援派挂职干部人才为医院中层干部的,保留原职务和岗位一届或至期满换届。上级文件对选派任务有明确要求的执行上级文件。医院对挂职期间表现突出、成绩显著、群众公认的优秀干部人才,在干部选拔任用时,同等条件下优先使用;在医院相关的评先评优表彰中,同等条件下优先推荐,主要包括:①援派挂职干部人才选派期间可参与院内干部选拔任用,对于挂任管理职务的干部,认定其管理任职经历,不作为新提任干部对待;②援派挂职工作期限在 6 个月以上的人员,外派期间表现突出,推荐评选院内岗位特殊贡献奖;③对于援派挂职干部人才职称 / 职级评聘、奖金发放、休假、探亲等事项均制定了相应的激励保障。

第七节
重大应急突发任务中的干部管理

大型综合公立医院因其行业特殊属性,承担急难险重专项任务种类多、频率高、强度大,如重大自然灾害应急医学救援任务、重大社会安全稳定事件救援任务、重大突发公共卫生事件防治工作、重要国家战略卫生行业落地工作、重要医疗援外工作和重要行业专项工作等等。有什么样的干部,就有什么样的执行力!本节以 2020 年以来的新冠肺炎疫情防控工作为例,剖析重大应急突发任务中的干部管理。

一、困难面前:干部带头跟我上

随着疫情的发展和对形势的预判,2020 年 1 月 23 日,院党委向全院党员、干部发出倡议书,要求关键时刻讲政治,关键时刻跟我上,关键时刻显担当。1 月 27 日,再次发出《告全院干部书》,要求干部讲政治、顾大局,讲专业、有水平,讲带头、做标杆,提高政治站位,防控、稳定、安全就是政治责任。关键时刻干部要以身作则、靠前指挥、掌握实情,要一级带着一级干,一级干给一级看,做到守土有责、守土担责、守土尽责。1 月 31 日,为进一步落实习近平总书记在疫情防控期间的重要指示和中共中央文件精神,院党委再次下发《关于加强党的领导、为打赢疫情防控阻击战提供坚强政治保证的通知》，要求党总支、党支部结合实际主动作为，充分发挥战斗堡垒作用；干部挺身而出担当作为，充分发挥带头引领作用；党员心系群众，吃苦耐劳，充分发挥先锋模范作用。

医院第一时间要求党办、院办、医务、护理、设备物资部等相关职能部门全员取消休假，继而要求所有中层干部回院待命。通知发出后，349名正值春节休假的干部，48小时内返回医院317名，剩余因特殊原因无法立即赶回的，也想方设法调整行程尽快返回。

二、大局面前：责任担当

"休休有容"是医院的文化基因，体现君子气度和宽容协作。这场疫情防控既是对中层干部执行力的考验，也是一场意志力的锻炼与培养。因预计疫情发生后将出现大量患者短时间内集中入院，感染性疾病中心需紧急腾床，各科室干部以大局为重，老年医学科、中西医结合科等相关科室即刻接收感染性疾病中心转出患者，44间传染病病房于除夕凌晨全部腾空，充分展现出医院中层干部把握大势大局的能力；按照省委、省政府的要求，医院需腾空一栋住院大楼的病房作为隔离病区，并紧急改建20间负压重症病房，同时提前规划400余张病床，动态扩充隔离病房，全方位做好定点收治患者后备医院的准备，各科室干部以患者为中心，打破科室单元壁垒，医生跟着患者走，充分展示出医院中层干部执行力的强度；为了集中多学科力量解决复杂、疑难问题，规范临床诊治路径，提高医疗质量并降低医疗风险，在患者救治过程中成立了由呼吸科、感染性疾病中心、重症医学科等多学科医生组成的MDT团队，围绕重症患者病情即时展开讨论、择优制订"一人一策"，发挥了积极作用，充分展示出医院中层干部合作共事的能力；考虑到患者的就医需求，经过医院慎重评估后决定门诊在安全可控前提下按计划开诊，实现疫情下医疗服务的"双轨制"运行。门诊部、医院感染管理部、安全保卫部联合制订患者活动路线及出入口设置方案，设备物资部争分夺秒联系各大供应商和全球采购征求应急物资,基建运行部在除夕夜完成了发热门诊候诊区的水晶帘搭建工作,为候诊患者提供了舒适的就医环境,在大年初三仅用一天时间完成了门诊主入口隔断以及各个大楼的出入口封闭工作,运管部及时制作安装标识,医保办积极与省、市医保局沟通门诊特定病种(门特)政策,及时改进信息系统,率先实现90天延长处方,财务部、审计处、药剂、国合办、国资等部门组成社会捐赠工作小组确保疫情防控物资储备。在全院各部门协作、干部团队通力合作下,1月28日,医院门诊顺利开诊,门诊秩序井然,充分展示出医院中层干部合作共事、敢于担责的能力;医院构建了“四位一体”疫情防控的新型医疗服务体系,基于大数据分析研究为控制疫情提供决策支撑,常态化开展新冠患者5G远程会诊,有组织地瞄准重大问题和实际需求启动科研前沿探索研究等工作,充分展示出医院中层干部开拓创新的能力;在患者救治过程中,感染管理部部长带领部门20余人,分工协作,支撑全院感染管理控制及培训工作,夜以继日投入抗击疫情第一线,大年三十晚上的工作餐就是部门的年夜饭。参与过2003年“非典”疫情防治并担任医疗队队长的老将,17年后他再次主动请缨担任医院派驻某公卫中心的专家组组长,抵达这场抗疫阻击战的最前线! 充分展示出医院中层干部的责任与担当。

三、任务面前:严管厚爱

疫情发生后,医院职能部门全程跟踪纪实,把是否坚守岗位、靠前指挥、深入一线;是否及时发声、采取行动纳入其中,对干部防控疫情工作实际表现、具体事例均详细登记在案、分析研判,作为识别评价其政治素质、宗旨意识、全局观念、驾驭能力、担当精神的重要依据。

医院对表现突出、堪当重任的优秀干部,大胆使用;对在疫情防控中挺身而出、不怕牺牲、英勇斗争、扎实工作、经受住考验的干部,结合一贯表现,同等条件下优先提拔重用,特别优秀的按规定破格提拔、“火线”提拔。在2022年医院中层干部换届考察中,综合考量人选在重大应急突发任务中的表现。同时对不敢担当、作风漂浮、落实不力,甚至畏缩不前、临阵脱逃的干部,严肃问责;对不胜任现职、难以有效履行职责的干部,采取果断措施坚决调整。加大容错纠错、澄清保护力度,为那些个性鲜明、敢抓敢管、不怕得罪人的干部撑腰鼓劲。把疫情防控工作纳入科室班子、干部个人年度考核、专项考核和任期考核内容,对表现突出的干部,在年度考核时优先评为"优秀"等次。动员临床和机关后勤部门中懂专业、敢战斗、善作为的年轻干部人才上一线,对表现突出的优先纳入管理后备人才库培养,对条件成熟的大力选拔重用。

由于公立医院急难险重任务的干部专项考核没有可供借鉴的经验和资料,医院积极申请承担了由全国医院党建工作指导委员会办公室指导、国家卫生健康委干部培训中心(党校)和医院党委联合设立的全国公立医院党建研究项目——"干部急难险重专项考核机制研究"。研究通过引入目标设置理论、KSAO 模型理论(一种对员工职业岗位资质的描述模型)、激励理论等经典管理理论,基于绩效考核、应急管理、系统工程方法体系,分析大型综合公立医院急难险重专项考核管理现状及问题,综合运用层次分析法、德尔菲法、关键绩效指标法(KPI)、因子分析等科学方法,构建干部专项考核能力素质模型(图 7-9)和指标体系(表 7-13、表 7-14),强化专项考核结果应用,以期在实践中探索形成一套可供借鉴的急难险重任务专项考核机制(图 7-10),抓牢"关键少数",让专项考核作用于干部选拔、培养等全链条,充分发挥干部队伍能动性,全面提升其应急管理能力。

四、全力保障:真情关爱

医院从待遇保障落实、职称职级晋升、医疗资源统筹、后勤保障、宣传表彰、心理疏导等全方位关心关爱奋战在一线的医务工作者,落实激励政策;及时了解掌握疫情防控一线医务工作者思想状况和工作困难,关心关爱本人及其家庭,积极协调加大帮扶力度,有针对性地解除后顾之忧。

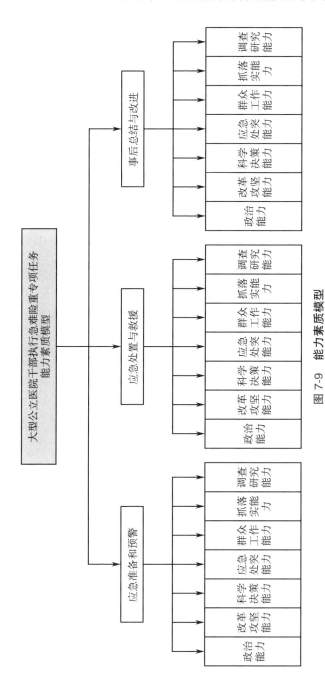

图 7-9 能力素质模型

表 7-13 一级指标权重计算结果及建议修正权重

阶段	一级指标（素质能力）	指标权重 /%
一、应急准备和预警	A. 政治能力	20
	B. 改革攻坚能力	10
	C. 科学决策能力	20
	D. 应急处突能力	20
	E. 群众工作能力	10
	F. 抓落实能力	10
	G. 调查研究能力	10
二、应急处置与救援	A. 政治能力	15
	B. 改革攻坚能力	10
	C. 科学决策能力	15
	D. 应急处突能力	20
	E. 群众工作能力	15
	F. 抓落实能力	15
	G. 调查研究能力	10
三、事后总结与改进	A. 政治能力	15
	B. 改革攻坚能力	15
	C. 科学决策能力	15
	D. 应急处突能力	10
	E. 群众工作能力	10
	F. 抓落实能力	10
	G. 调查研究能力	25
总体情况	A. 政治能力	20
	B. 改革攻坚能力	10
	C. 科学决策能力	20
	D. 应急处突能力	15

续表

阶段	一级指标（素质能力）	指标权重 /%
总体情况	E. 群众工作能力	10
	F. 抓落实能力	10
	G. 调查研究能力	15

表 7-14 二级指标权重计算结果及建议修正权重

一级指标	二级指标	指标权重 %
A. 政治能力	A1 把握正确政治方向	30
	A2 不断提高政治敏锐性和政治鉴别力, 观察分析形势时首先把握政治因素, 特别是能够透过现象看本质, 做到眼睛亮、见事早、行动快	25
	A3 自觉加强政治历练, 增强政治自制力	25
	A4 政治思想素质等综合素质	20
B. 改革攻坚能力	B1 具有较强的专业能力, 在团队中充分发挥专业优势	25
	B2 过去有参与执行专项任务的经验（管理 / 技术经验）	20
	B3 接受过相关知识 / 技能培训	15
	B4 执行力、责任心、随机应变、统筹协调、敢于担当等平时的个人素养	25
	B5 提出建设性意见的创新能力	15
C. 科学决策能力	C1 快速熟悉疫情防控政策并应用于管理决策	25
	C2 建立管理决策机制, 科学决策	25
	C3 突发事件中果断决策的心理承受力	25
	C4 具有相关专业知识作为决策依据	25

续表

一级指标	二级指标	指标权重 %
D. 应急 处突能力	D1　依据执行任务需要，与驻地医院、卫生主管部门、政府部门、派出单位等及时准确地对接信息并获得资源	25
	D2　掌握应急状态下的组织资源和物资储备现状	25
	D3　对风险进行预判，有效掌控局势、化解危机，查找工作和体制机制上的漏洞，及时予以完善	25
	D4　身体素质、心理素质等	25
E. 群众 工作能力	E1　快速了解团队成员的优势和劣势	25
	E2　依据成员的工作风格和性格特质分配任务	25
	E3　采取措施营造团队内部友好协作交流的氛围	25
	E4　合理解决和团队成员合作中出现的问题	25
F. 抓落 实能力	F1　下达的指令清晰、目标明确	25
	F2　适当授权并持续跟踪下属的工作进度	25
	F3　紧抓重点工作、重点环节，并将主要资源用于其上	30
	F4　采取措施提高完成工作的效率	20
G. 调查 研究能力	G1　坚持调查研究，了解和掌握真实情况，研判现状的能力	25
	G2　针对调研反馈情况，总结本次任务执行的经验教训	25
	G3　对调研得来的大量资料和情况，认真研究分析，由此及彼，及时分享推广工作中的先进做法	25
	G4　对医院在人员选派、工作预案、工作流程、培训方案等方面提出改进建议	25

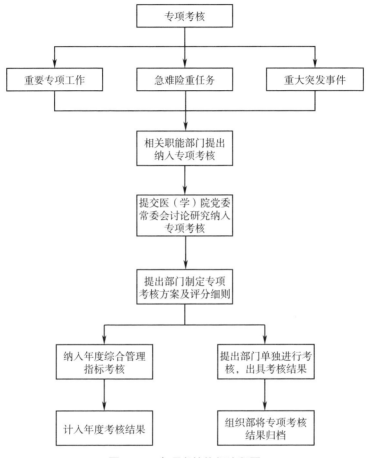

图 7-10 专项考核执行流程图

医院积极研究出台了各类政策保障：对在疫情防控工作中履职突出和业绩突出的医务工作者,可晋升职级；聘用制基本层员工可以直接进入聘用制中间层。在职称晋升时优先考虑；初级职称具备基本条件者可直接晋升中级职称；院聘高级职称评定中,特别优秀的可破格晋升。对参加疫情防控一线工作的医务工作者,年度考核时优先评为"优秀"等次。积极落实国家出台的应急响应期间的传染病防治人员临时性工作补助政策、卫生防疫津贴及其他各项工作补贴。在各类人才推选、评优评先中予以倾斜。对于因执行疫情防控不能休假的医务工作者,在防控任务结束后,优先安排补休。组织做好参与防控工作的医务工作者健康体检,发现感染时及时隔离,尽力减少医务人员之间、医务人员与患者之间的交叉感染。开通工伤认定绿色通道,切实保障好医务人员合法权益。

针对派出的前线医疗队员,院党委采取多种形式看望慰问每一位医疗队员的家属,并且在抗疫物资最紧缺的时候为每一位医疗队员的家里送去医用外科口罩。医院为每一位医疗队员家里配送水果、蔬菜及肉禽蛋类等生活物资上门,解决医疗队员的后顾之忧。医院根据前线医疗队员需求拟定医用物资和生活物资清单,根据清单每 3 天配送一批物资到武汉医疗队,每天配送物资到市公共卫生临床医疗中心。考虑到医疗队出发时间紧,派出时间长,专门开通个人生活用品转运绿色通道,对于医疗队员家属有生活物品寄送需求的,每周一次专项配送。所有医疗队员统一配置 5G 专用手机,开通 3 个月不限流量及话费,保证前线实时通信畅通。医院为医疗队员购买医疗保险,包括意外险、新冠特殊险等。收集武汉医疗队员家属的祝福素材,制作视频《大爱无疆》,鼓励武汉医疗队员直面困难,奋勇争先。

针对院内坚守一线的医务人员,医院加强防疫培训,统筹安排力量,合理配置医务工作者,测算工作负荷,采取轮休、调休等方式保证疫情防控一线医务工作者得到必要休整,对较长时间超负荷工作的人员强制休息,既满足医疗服务需求,又保障休息时间。加强硬件设施改造,加强职业暴露防护和设备配置,保障医务工作者防护物资和防护设备,营造有利于医务工作者抗击疫情的良好安全环境,最大限度减少院内感染。如在急诊室、发热门诊、感染性疾病中心、实验医学科、放射科等开设了"抗新冠职工加油站",根据各科室实际需求配送各类生活物资。积极加强参与抗击疫情一线医务工作者的心理危机干预和心理疏导,开展心理健康评估,强化心理援助措施,有针对性地开展干预和心理疏导,减轻医务工作者心理压力,等等。

五、外派队伍:承扬文化

不同的地点、不同的人群、不同的岗位,医院援派挂职干部人才在新冠疫情防控中传承和弘扬相同的医院文化。

1. **直面困难、主动融入**　医院派驻管理人员的医疗机构中6家被定为市级新冠肺炎救治定点医院、3家被定为县级新冠肺炎救治定点医院,辐射3 300余万人民群众;1家被定为某省新冠肺炎救治定点收治医院,辐射400万人民群众。医院派驻的管理人员积极融入当地,和所在医疗机构干部职工一起全力抗击疫情!

2. **竭尽全力、守护一方**　某领办医院牵头建立了以自身为核心、6个中心镇卫生院为枢纽、其余基层医疗卫生机构为网底的"1+6+N"医疗救治体系,盘活县域整体资源,织密扎紧救治网络。该院负责在3天内将一家乡镇卫生院改造为抗击新冠肺炎定点医疗救治医院,建成标准传染病隔离病区,可容纳20个新冠患者。其他领办医院也在疫情防控中竭尽全力,如克服了高原极限条件、基础设施相对薄弱、医疗服务人员相对缺乏、防控物资极度匮乏等困难,为当地疫情防控和救治工作的胜利提供了坚实的技术和资源支撑;立足区内疫情防控形势,第一时间向区委区政府、区卫健局建议加强"社区横向＋行业纵向"严密防控管理;发布疫情防控宣传文章,切实增强区内各族干部、职工和患者对疫情的科学认识。

3. **守望相助、大爱无疆**　特殊时期,援派挂职干部人才以身作则,以实际行动践行医院文化核心要义。他们中有人在疫情期间逆行回鄂,与全院干部职工全程奋斗在一起;有人在返乡休假期间主动报名赴武汉参加抗击疫情援助工作;有人指导制订应急预案、研究分诊流程、协调本院专家指导帮扶、把关院内通道管理及病房改造;有人作为国家卫生健康委抽调院感专家赴地方指导医院感染防控工作。不同的地点,相同的使命;不同的战场,相同的初心。他们有小家,更有大爱,有相同的情感更有同样的担当。

正如医院一名一线医生所言，"苟利国家生死以，岂因祸福避趋之"，道出了医院所有援派挂职干部人才的心声。

六、战而有备：后继有人

医院自 2016 年起就面向未来 10 年事业发展培养管理后备人才，打造一支关键时刻"站得出来、顶得上去"、政治品质和能力素质过硬的年轻人才队伍。他们在抗击疫情中积极主动、奋力抗击，主动报名武汉医疗队、院内发热门诊、承担医疗救治等工作，让医院看到了青春的力量。

在抗击疫情中，作为后备人才有的同志承担支援医院重症病房主任，接手工作后立马开展物资准备、流程梳理、患者分流等工作，在力所能及的空间里，发挥专长，持续改进；有的同志担任重症病房呼吸医疗组组长，规范患者诊疗流程、提高治疗成功率、降低病亡率；有的同志担任青年突击队队长，负责的患者全部都是重症患者，团队密切关注每一位患者的病情变化，一刻也不敢放松；有的同志作为病区医疗助理，值夜班、写病历、做操作，无怨无悔；有的同志作为医疗骨干严谨细致地开展医疗救治工作。在抗击疫情的战场中，后备人才迅速成长，医疗和管理能力都得到了迅速提高。

第八节
问题挑战与对策建议

政治路线确定以后，干部就是决定因素。推进公立医院高质量发展，关键在人，在于建好一支德才兼备的中层队伍，在于激发团队的整体效能。科技创新驱动未来公立医院在管理理念与目标、组织结构、管理过程等方面出现全新变化，体现在以公益性为办院宗旨、以集团化为外在结构、以平台化为运行模式、以共享化为管理过程和以无边化为组织方向的五个方面。新变化势必带来新问题、新矛盾、新挑战，本节将从中层干部队伍自身建设和管理工作两个维度探讨问题挑战与对策建议。

一、中层干部队伍自身建设面临的挑战与对策建议

1. 中层干部队伍自身建设面临的挑战 公立医院高质量发展要推动医疗机构实现"三个转变，三个提高"，政策落地需要人。而现代医院管理中个人与医院依存度下降，个人价值从平台剥离。传统权力运行结构遭遇挑战，自上而下不能管，大包大揽管不好。就个人而言，有价值凸显、角色多变、选择多样和思想多元等改变。传统的医院人力资源管理模式不再适应公立医院高质量发展的需要。当前公立医院中层干部队伍建设面临以下主要问题。

（1）团结协作：团结协作是公立医院中层干部班子中存在范围较广，涉及内设机构较多的问题。在科室班子中，有的发挥优势，取长补短；有的相安无事，彬彬有礼；有的貌合神离，问题成堆；有的双方斗气，躺倒不干；有的矛盾激化，互相拆台等。客观存在科室班子内党政不和、正副矛盾、医护隔阂、门派之见等问题。

（2）民主公平：民主公平是群众反映最尖锐，问题最集中的问题。有的科室对于"三重一大"事项开展集体会议，但个人决策；有的科室分工不授权。问题核心在于成长机会和资源分配不公平。如有的团队亚专业划分模糊、笼统，责任与机会不对等；有的团队在学术学会任职、教材编写、科研项目承担等方面过于向个别人集中；有的团队在选人留人，绩效分配，设备物资耗材的申请、评估和使用等方面沟通走形式。

（3）能力不足和态度不端：能力不足是群众反映干部队伍素养十分普遍的问题。能力不足主要表现在专业能力不足和管理能力不足两个方面。态度不端也包括两个方面，一是管理投入与责任心不足，团队领导参与管理意识不足、外部事务性工作多、在岗时间少；二是创新与进取心不足，认为学科发展天花板现象明显，安于守成，对外交流、项目争取、学科评审等不积极、敷衍。

2. 加强中层干部队伍自身建设的对策建议　借鉴社会治理思路,公立医院高质量发展中层干部队伍建设需要回答好如何做到"共建""共治"和"共享"的问题,从主体、路径、目标三个维度剖析其内在逻辑和要素构成。

(1)治理主体多元化:一元治理主体容易造成专权、管理低效,扼杀员工的创造性和自主性。多元治理主体有利于最大限度调动团队成员的积极性和能动性。要实现治理主体多元化,重点需要解决两个方面的问题。一是如何创造更多机会。传统管理中科主任是科室的唯一权威与主角,需要通过设置管理助理、项目主管、MDT负责人、品管圈圈长和各种学会任职等方式创造机会让更多的人参与科室治理。例如某医院从2016年起面向未来10年事业发展储备院部科三级管理后备人才队伍,包括兼职院长助理、部长助理、项目主管、科室管理助理,实现每个层级均有管理后备;积极推进MDP阶梯课堂、境外定制轮训等集中培训,开展统管、通识、轮转、晋升与淘汰等全方位工作,实现每名后备均有培训历练;每年提供500万元经费支持,根据管理后备人才岗位类别发放专项绩效,实现每个岗位均有考核投入。再如,医院高度重视党支部委员队伍建设,从政治待遇和经济待遇两个维度推进"双保障"。政治待遇上,增加支委定向表彰名额给予好的认可,将其统一纳入党务后备培养,定期组织分类培训;邀请其评价全院中层干部年终述职,并提供平台参与科室管理小组会议等;经济待遇上,承认其价值与位置,经过院科两级层面考核,发放专项补贴。医院积极创造各种机会拓展组织成员参与团队治理的制度渠道,建立院科互动、人岗互配的联动机制,形成人人有责、人人尽责、人人共享的团队治理共同体。二是如何有效沟通、凝聚共识。首先,善于构建大小两种平台。把握组织平台,如院外主流媒体、院内官方网站、微信、微博和宣传栏等引导舆论主导权,借鉴、互动、引领个人微信、微博、职工兴趣协会、创客联盟、学生社团等自平台,挖掘正能量,动员各种力量参与医院治理。其次,善于讲好大小两种故事。既要关注大势解读、政策把握、主流价值观的宣扬,定期进行理论或行业政策的解读,体现公立医院的思考,强化思想引领;又要讲好公立医院自身的故事,以模式、技术、人物、经验为切入点,既强化全景、立体、深度的内容报道,又做好短、平、快的实时新闻报道。再次是善于营造见贤思齐的氛围。"见"和"思"是方法、手段与平台,"齐"是最终的结果。拓展沟通形式,如双代会、企业微信号、开放式讲座(open lecture)等,用最便捷的方式传递最新鲜的信息,实现最广泛的参与和最平等的交流。

(2)改变权力运行向度:传统权力结构自上而下,高度集中。上级不授权、下级不敢为,刚性规定、被动执行,缺乏对问题和环境变化的敏锐感知。改变权力的运行向度是要打破垂直科层结构,促进横向水平网状运行。依赖兴趣和共同精神旨趣建立团队,本质是自发、自治的,团队特征表现为对问题和环境敏感、学习和创新性强,决策方式是开放的,采取自我、精神和荣誉等综合激励方式,达到团队成员共识、共振、共鸣的效果。如公立医院科研管理中高度重视基础与临床的结合,但长期以来内设机构的组织结构和人事管理成为障碍。通过由下而上基于共同的研究兴趣形成的各种线上线下研讨机制和非正式组织有力地促进了科研融合。改变权力运行向度,核心需要解决三个方面的问题。

第一,赋权。涉及重大事项决策、管理提升、服务改进、疾病诊疗等方面问题,应大力赋权给医院内部(处)、科(室),医、护、技、管一线员工和患者及家属等利益相关方。例如,某医院在改善患者就医体验工作中,面对患者所急所需难题,积极向一线员工赋权。出院患者结算流程复杂、渠道单一、等待过长等一直是第三方满意度调查长期反馈的问题,但职能部门一直重视不够,认为主客观均存在很多原因。一线员工带着问题模拟患者进行全流程、全过程、全系统的就医体验后,提出并落地了综合改进方案:从现场支付到远程支付创新服务方式,从窗口结算到移动结算优化服务流程,从人工结算到智能结算改变服务理念,从收费结算到费用管理提升就医体验。赋权的途径有两种。一是组织赋权,包括增设机构、废除规制、下放权力等方式。例如在新医科建设中,设置了医学＋信息、医学＋材料、医学＋制造三个中心及基于 5G 的医学服务转化平台。二是员工赋权,将权力推行至一线员工。比方说基于共同兴趣爱好的职工兴趣协会,在丰富业余生活的同时,也能成为学科交叉的深度交流平台,应当给予相应的肯定和认同。赋权不仅是改变实际权力的分配,也包括提升一线员工的存在感、认同感。如新冠疫情防控中,医院组织平台关注并转发普通职工的微博、微信,极大地激发了员工的干事热情。再如,重视并解决一线员工工作之外的问题,提供立体关怀服务。如提拔重用疫情期间工作出色的一线员工,树立良好的选人用人氛围;使用党费、专项经费,慰问每一位一线员工并为家属送去医用外科口罩和蔬菜等生活物资;为每位支援武汉医疗队的队员配置 5G 手机,不停机、不限流量,开通个人生活用品武汉转运绿色通道等。

第二,行权。行权关注以兴趣为基础。例如在某医院有这样一个团队,成员来自医护技管一线的工作人员,他们有 IT 开发兴趣且有志于推进"医疗＋互联网"运营及医院信息化建设。该团队承担和参与了医院 HIS 系统升级,推动新冠疫情期间互联网医院的上线运行及患者就医应用程序上新冠专区、门特专区等功能开发,搭建起基于但不限于信息化建设的无限开放创意平台。医院高度认可该团队的工作,提供重要资源支持,重用团队核心骨干。

第三,以临床一线问题为中心,强化对问题的感知、研判和解决。问题源自患者的焦急、忧虑、紧张、不适、不满、需求、诉求和愿望等等,医务人员需要靠同理心、仁爱和敏感度去感知问题,靠科学、理性和深度去研判问题,靠资源整合、优势互补和分工协作去解决问题。如某医院于 2004 年开始把品管圈作为医疗质量持续改进的工具,圈长由非干部担任,多年实践从大水漫灌走向问题导向、精准发力,上下互通,形成了双螺旋管理运行机制。如骨科针对围手术期患者恶心、呕吐、饥饿等主观体验差的现状,组建品管圈团队,探索建立多学科营养管理模式,促进骨科患者快速康复,实现了患者体验、学科声誉、经济效益和社会效益多赢的局面。再如,支援武汉一线的青年医护团队积极运用管理工具,全程回顾整体治疗方案,持续改进医疗质量,提高治愈率。

（3）建立健全机制保障:健全的管理运行机制是团队治理有效运转的长效保障,促使医院制度优势、运营优势、人才优势更好地转化为治理效能。

一是基于需求管理的顶层设计。需求管理体现对员工的尊重和关怀,有的放矢,使个人目标、部(处)和科(室)目标与医院目标协调一致,减小制度运行阻力,产生同频共振的效果。灵活运用马斯洛需求层次理论开展需求管理的制度设计,如第一层面生理需求对应身体保健、工作时间、医疗设备等制度,第二层面安全需求对应雇佣保证、退休金、健康保险和意外保险等制度,第三层面社交需求对应绩效分配、教育培训、团体活动等制度,第四层面尊重需求对应人事考核、晋级晋升、表彰奖励、委员会等制度,第五层面自我实现需求对应决策参与、提案和职业生涯规划等制度。如某医院从 2016 年开始率先在全国医疗卫生行业积极探索党建实绩量化考核,持续不断地改进,从工作导向转变为职责导向,从部门导向转变为支部导向,全面调研、全员参与、全维分析,最大限度地满足差异化需求。

二是变革水样组织结构。传统组织结构呈直线式特点,按职能或学科划分,相互间存在壁垒,工作眼睛朝上;部门和科室间缺乏横向交流,分而不协。管理越简单越好,简约才能高效。水样组织结构没有明确的边界,像水一样柔性管理。如某医院以问题为导向,职能部门以职能加项目纵横相交组建 MDT 团队,机动、灵活,随项目始终而组织、解散。

三是风险共担和利益共享机制。现代医院管理既需要有支撑学科巅峰和拔尖人才的计划,更需要有甘当绿叶和做草地的包容环境氛围。新冠疫情期间大的科研成果产出几乎没有以个人名义申报和发表的,均以团队联合攻关为主。日常工作中应积极构建风险共担和利益共享机制,如某医院建立了公共技术平台共享机制,鼓励用科研经费购买实验技术服务,避免重复设备投入和人力投入等。再如,医院鼓励基础和临床、多学科联合发表高被引文章,对多科协作的奖励远高于对单一单位的资助。在实验室建设上,严格分析设备使用效率,避免资源浪费等。

二、公立医院干部管理面临的问题挑战与对策建议

1. 公立医院干部管理面临的问题挑战

(1)全程培养对素质培养体系提出新要求:面对"两个大局"交织激荡,公立医院改革发展任务艰巨,问题矛盾扑面而来,更需要中层干部强化"善统"的艺术、"能抓"的本领,切实统揽全局、指挥作战,但当前素质培养体系主要存在以下问题。

一是源头培养不够。公立医院管理人才的培养难度大、周期长、责任重,其在承担管理工作前更多地把时间和精力用于业务和技术成长,以致好多干部是选出来以后补"管理"课程,而不是前瞻储备管理知识,未从源头抓起。

二是跟踪培养不够。日常管理中,组织部、人力资源部、医务部、教务部、科技部等职能部门间在人才培养上还未能实现很好的联动,信息共享不及时,"一盘棋、一张网、一条线"的大人才工作格局尚未形成。如年轻医生被授权医疗组长,某项医疗技术有创新突破,在快速跟进指导科研、提升教学能力、人才项目申报和提高政治素养等方面还未形成组合拳。针对中层干部的教育培训仍较多拘泥于普适性知识补充和课堂式教学,与个性化需求、干部成长"缺什么、补什么"的定制需求、综合运用多种方式跟踪培养的需求存在较大差距。

三是全程培养不够。公立医院属于基层业务单位,干部全周期成长规律和保障体系有待进一步探究,重业务轻管理、重实践轻理论、重形式轻质量等现象客观存在,全程纪实工作有欠缺,信息化建设有待进一步加强,不能很好地反映干部认知和思

想变化及成长轨迹等。

（2）精准画像对知事识人体系提出新要求：知事不深，以事择人就会有失客观；识人不准，选人用人难免偏颇，但知事识人在全面、科学、精准和常态化等方面存在困难。如有的干部岗位调整较快，缺点和短板还没有完全暴露；有的干部精于"表现"，表面一套，背地一套；有的单位不重视或者缺乏精力加强日常考核、近距离考核，非提拔不谈话、非考察不见面、非任用不要求等；有的单位构建了较为完备的日常考核、年度考核、任期考核和专项考核体系，但在选人用人上没有真正将考核结果用到实处。具体而言：

一是日常考核"经常性不足""客观标准不足""实绩量化不足"等。尽管公立医院高度重视干部的日常考核，但往往受资源条件的限制，工作说起来重要，而落地有折扣；调研了解中，更加注重信息的全面掌握和系统分析，而反馈信息和指导工作改进不足等。

二是分类考核综合分析不足。公立医院岗位序列多、干部类别多、层次结构多，分类科学构建中层干部实绩量化考核体系极具难度与挑战。针对干部考核结果，系统分析局部与全局、投入与产出、历史与现状、主观努力与客观条件等方面因素的影响严重不足，不能较为客观公正地对科室班子和中层干部的管理绩效作出评价。比方说，比较分析两个职能部门负责人的考核结果，一般容易被考核的分数和等次影响，而未能深入分析造成结果的原因，如在考核指标设置上未能充分体现资源投入的影响，两个部门的人力资源配置可能悬殊50倍以上，两者所带领的团队在人员结构、知识结构和专业结构方面差异巨大，但需要完成的考核指标却一致；在关键指标设置上未能充分考虑职责差异，评价对象对两者的主观印象影响考核结果；根据分数机械划分考核结果，未能综合各方面工作分析，等等。

三是近距离考核频次和方法不足。深入一线面对面与干部谈话了解其日常思想、工作和生活还不多，全方位地接触、观察、了解干部还不经常，深入印证干部表现的准确性还不够，在重大应急突发任务靠前了解干部表现还不直接等。

（3）重心前移对选拔任用体系提出新要求：根据中共中央新修订的《党政领导干部选拔任用工作条例》文件精神，公立医院选人用人方式上有较大调整。其中"分析研判与动议"环节对动议的主体、时机、内容、程序、要求等作了规范，从程序上促进干部选拔任用工作重心前移，推动组织（人事）部门把更多精力放到研究班子、研究干部、研究队伍建设上。分析研判，在干部选拔任用过程中具有很强的导向作用，在很大程度上决定着整个选人用人的路径和结果。分析研判的难点在于一要研判中层领导班子，分析班子的整体结构、运行情况、优化方向和干部履职情况等；二要研判干部，重点分析个人能力，而人的能力由显性能力（学历、专业、工作经历等直线型成长经历）和隐性能力（如成就动机、性格、洞察力、决断力、精力等软指标）共同构成，要识别隐性能力具有一定难度；三是要研判人岗适配度，全面掌握干部的优缺点，认真分析、反复比较、择优而选，因材施用对组工干部的素质能力提出了更高要求。动议，决定着干部队伍"要不要动""动哪些岗位""议哪些人"，影响着干部选拔任用工作的基本走向和质量效果。动议的难点在于，根据空缺职位和班子建设的需要，通过多渠道、多侧面、多角度了解和掌握相关信息，听取相关意见，客观全面地提出动议方案，为提高选人用人工作的整体质量把好源头关。

（4）全面监督对从严管理体系提出新要求：按照从严监督管理干部和干部能上能下的要求，公立医院基本建立了干部监督管理机制，但制度的完整性还有待进一步健全，执行过程存在失之于宽、失之于软的情况，主要表现在以下方面。

一是部分干部管理投入不足。如医院虽有行政后勤"双肩挑"干部 4/5 时间从事管理、1/5 时间可从事业务的管理要求，但在实际执行中存在业务投入时间分配随机、业务投入与管理投入难以区分量化等问题，不能确保干部的管理投入。

二是干部纪律和监管要求落实不够到位，违规违纪现象仍有发生。部分干部管理制度落实不到位，如医院有明确的干部出差管理制度,然而在院内定期抽查中仍发现有干部未履行出差请假手续而私自外出等情况。个别干部身份意识和组织纪律性不强,如个别干部不通过正常途径向组织反映解决问题,在公开场合采取偏激方式与同事发生争执。医院虽三令五申,但违反财务纪律、廉洁纪律的现象仍然在个别干部中存在,如在2023年的全国医药领域腐败问题集中整治工作中,有医务人员的行为构成犯罪被司法机关追究刑责。

三是干部能上不能下的现象仍然存在。对于个别科室考核、支部考核、个人考核均靠后,矛盾严重、影响事业发展的干部没有严格运用考核结果,存在"上易下难"。如某科室矛盾长期存在、学科建设受到影响,由于干部间各执一词、证据不充分,虽对个别干部多次诫勉谈话,但考虑到干部个人学术影响力始终未采取职务调整的组织处理方式。

四是大监督格局还有待进一步强化。如严格管理中层干部"8小时"以内的工作情况,但对于"8小时"以外的情况掌握甚少;严格管理中层干部的"工作圈",但对其"朋友圈"缺乏了解。再如公立医院认真抓好个人有关事项报告、信访线索核查等工作,但由于基层单位的手段有限,还不能实现院内外、行业内外和纪委办、监察处、审计处、行风办等多部门的有效联动。

(5)担当干事对正向激励体系提出新要求:在全面从严治党的大背景下,如何完善容错纠错机制、激励干部担当作为成为公立医院党委和组织部门的新课题。当前干部正向激励机制主要存在以下问题。

一是激励机制不健全,缺乏系统规范。《中国共产党廉洁自律准则》和《中国共产党纪律处分条例》对干部行为列出了明确的负面清单;《关于新形势下党内政治生活的若干准则》和《中国共产党党内监督条例》对干部行为提出了明确的规范要求。但由于缺乏完整系统和具有可操作性的政策依据,干部正向激励的规定和措施不多,分散在医院不同的制度文件中,呈现碎片化现象。有的单位强调组织选任干部,本身就是肯定和激励,荣誉面前让群众上,没有针对干部正向激励的相关办法,激励效果不明显。

二是激励手段单一,政治激励、精神激励、物质激励和情感激励统筹使用有限。受历史原因、身份壁垒、行政级别等因素影响,公立医院中层干部职务晋升天花板现象明显,政治激励难以落地。精神激励引导不足,有时候存在论资排辈、统筹平衡等情况,使干部的荣誉感不强。随着生活水平的不断提高和制度约束,物质激励的实际操作存在难度,激励作用发挥不明显。由于公立医院工作任务繁重,干部管理容易以事为中心,人性化管理不足,对其职业生涯发展的支持、工作环境的改善、工作失误的帮助、业绩不佳的指导、家庭生活的关心等方面沟通交流不深,情感关怀不够。

三是正向激励不及时,缺乏时效性。一方面表现在信息掌握不及时,组织发现不及时,宣传表彰不及时等,导致激励不到位;另一方面也表现在激励的申报和审批程序往往耗时较长,等到召开表彰大会或颁发获奖证书的时候已过较长时间,起不到预期的效果等。

(6)公立医院高质量发展对干部工作提出新挑战:当前,公立医院高质量发展面临信息、科技、环境、政策等重大改变,将给健康服务模式带来颠覆性影响,也对干部工作体系提出了新挑战。

一是一院多区的干部管理难题。如前文所述,一院多区既包括同一法人的情况,也包括不同法人全托管等模式。对于具有干部管辖权的分院区干部,如何既放得出去,又收得回来;如何既历练成长,又严格监督;如何既强化沟通,又保证效率;如何既业务一体,又人心一体等问题尚待解决。对于独立法人单位自身管辖的干部,如何扩大干部选人用人的视野,打破身份壁垒,统筹人才培养和使用等仍需进一步探讨。

二是全生命周期干部管理的难题。由于行业特殊性,相对于其他行业干部成长、成熟周期长,统筹用好各个年龄段的干部需进一步研究行业规律并掌握平衡的艺术。如对于年长的干部,其业务技术成熟、管理经验丰富,受限于干部年龄从管理岗位退下来后,成为一些体制外医院竞相争取的对象,如何留住他们、让他们发挥经验和所长亟待突破困难瓶颈。而对于年轻的干部,为了培养其成长又亟须铺路子、给位子、压担子,如何做好源头培养、跟踪培养和全程培养还需进一步拓宽渠道和平台。

三是多元化支持干部职业生涯发展的难题。党务干部来源困难,存在机关干部不愿意到党群部门、临床业务干部不愿意担任党支部书记等个别现象;行政管理干部来源受限,临床业务人员从事行政管理的意愿较低,机关干部选拔"自循环",具有临床业务背景的行政干部较少;机关行政干部出口受限,由于没有行政级别、身份认定困难导致对外交流任职、向上提拔通道受限,行政干部职业生涯"天花板"现象较突出;为保证公平、公正,院管干部在委任制、选任制等形式上的选拔任用探索不够,没有充分考虑到特殊拔尖人才、年轻干部选拔任用的特殊需求。

四是干部队伍前瞻规划储备的难题。面对一院多区的运行模式和多种指令性任务、援派挂职人才干部需求等,公立医院须前瞻做好干部队伍规划和储备。但由于公立医院运行本身存在一定压力,人力成本是重要的考虑因素之一,不少单位对岗位设置和选人留人都有严格的评估和限制,往往是"一个萝卜一个坑"。且各职能部门和临床/医技科室基线条件不同,人才储备和发展不均衡,客观存在有些部门和科室"无人可选""无人可派"的情况,有些内设机构管理人才出现断层。

五是组工队伍素质能力不足的难题。公立医院组织工作大多存在小团队管理大队伍的情况,组工人员忙于日常事务工作,在政治站位和思想认识方面还不到位,个别人员具有很强的部门优越感,认为"跟着组织部,年年有进步",发展意识、竞争意识、创新意识明显不足,缺乏攻坚克难的责任担当和开拓创新的胆识勇气;由于涉及政策多、业务面广、制度性强、规范性要求高,部分组工人员知识更新不及时,跟不上新时代的要求;部分组工人员服务中心能力不强,敢抓敢管的作风不实,缺乏深入一线解决实际难题和碰真斗硬的工作作风等。

2. 提升公立医院干部工作管理水平的对策建议

（1）建立健全源头培养、跟踪培养和全程培养的素质培养体系：好干部是教育和培养出来的。习近平总书记强调，"要教育引导干部一开始就想明白当干部为什么、在岗位干什么，走好从政第一步。"源头培养要切实抓好干部起步成长的初始阶段，突出政治素质，加强党性教育、政德教育、纪律教育和知识教育等，筑牢干部的岗位胜任力。跟踪培养要动态掌握干部成长的全面信息，包括政治表现、履职表现、作风表现和廉洁表现等，确保干部在组织引导、关怀下茁壮成长。全程培养要树立全局思维、系统思维，坚持分类施策，在提升精准化水平上下功夫，制订差异化培训方案，业务干部突出"管理+"，管理干部突出"业务+"；坚持常态长效，把理想信念教育、知识结构改善、能力素质提升贯穿干部成长全过程；坚持统筹兼顾，打好岗位历练、挂职锻炼、重大应急突发任务磨练等多维度培养的组合拳。

（2）建立健全科学精准的知事识人体系：习近平总书记强调，要建立日常考核、分类考核、近距离考核的知事识人体系。设立日常考核观察点，由相关职能部门对照具体观察点内容对医院中层干部做好日常纪实，采取列席会议、谈心谈话、调研走访等多种方式考核干部的一贯表现，重点了解政治态度、担当精神、工作思路、执行力度等。加强与干部的日常谈心谈话，从问答中了解其知识面；提出当前的热点、难点问题，征询对策，了解其分析判断问题的能力；与其辩论一个问题，了解其应变能力。近距离考核干部，察其如何用人、如何决策、如何协调关系、对群众的态度、言行是否一致、心胸是否宽广、在逆顺境中的表现、在金钱面前的表现、在危急关头的表现、对亲属的态度、在名誉面前的表现、酒后之态、能否保守机密、身体状况等多种一手信息。年度考核突出医教研管业绩导向、突出客观量化导向、突出组织考评导向，注重不同岗位、不同要求、不同关注，综合运用实绩分析、组织考评、民主测评、综合评价等多元化方法，考核中层干部的业绩情况。组织部门要积极探索专项考核，重点针对中层干部在完成重要专项工作、承担急难险重任务、应对和处置重大突发事件中的工作态度、担当精神、作用发挥、实际成效等情况。任期考核是对中层干部在一届任期内总体表现所进行的全方位考核，重点关注任期目标完成情况，一般结合换届考察或者任期届满当年年度考核进行。组织部门要把眼光聚焦在三个方面，一是要特别关注各个序列的一线岗位；二是要特别关注环境艰苦、工作困难、矛盾复杂、长期默默奉献的岗位；三是要特别关注那些心系群众、埋头苦干、不拉关系、不走门子的老实人、正派人。

（3）建立健全科学规范的干部选拔任用体系：要始终把政治标准放在首位，做到精准识别、准确掌握领导干部政治表现。在吸收管理学、心理学、行为科学、统计测量学等相关学科理论的基础之上，采用工作情景模拟的评价中心、个性心理素质的心理测评和聚集过去行为的行为事件访谈等方法和工具，对人才的德能勤绩廉进行客观、准确评价。进一步加强选人用人重心前移的分析研判，对中层领导班子和干部精准分析。一是要把功夫下在平时，通过平时考核、谈心谈话、巡视巡察、审计等多种方式了解班子的运行情况和干部的日常表现，为搞好动议工作打下坚实基础；二是要注重了解干部在"大事、要事、难事"中的表现，如2020年以来新冠疫情防控专项工作情况及援疆、援藏、援非等指令性任务中的主动性，了解干部处理急难险重任务的能力，客观评价干部的综合表现；三是要明确不同岗位的特点，进一步明确各干部岗位职责和履行岗位所需要的知识、能力、素质、经历等条件，便于在动议时将岗位结构与班子结构、干部个人特点有机结合。

（4）建立健全全面监督的从严管理体系：好干部是选出来的，更是管出来的。立足当前、谋划长远，把从严治党要求具体化、清晰化，增强现实针对性和有效性，有针对性地健全和完善相关制度，重点抓好制度落实，充分发挥制度建设的治本作用。要坚持严管与厚爱结合、激励和约束并重，健全完善关怀激励、容错纠错、执行力建设等机制，推进监督管理与政治建设、选拔任用、作风建设等深度融合。要扎实做好干部人事档案审核工作，坚持"凡提必审"；加强干部选拔任用工作过程监督，严格执行干部选拔任用全程纪实，使每个干部的选任过程可追溯、可倒查，并形成干部选拔任用的全程纪实材料，作为开展选人用人监督检查和实行责任追究的重要依据，发挥纪实的监督制约作用。要加强干部日常管理监督，紧盯"关键少数""重要岗位"，管好"绝大多数"，坚持管思想、管工作、管作风、管纪律并重，把行为管理和思想管理统一起来，把工作圈管理和社交圈管理衔接起来，把"8小时"之内的管理和"8小时"之外的管理贯通起来，以选人用人的风清气正持续巩固山清水秀的政治生态。要加强责任追究，对不履行或不正确履行职责的干部，进一步健全完善干部"能下"的机制。

（5）建立健全担当作为的正向激励体系：健全完善干部正向激励机制能够最大限度地调动干部队伍的主动性和积极性。构建担当作为的正向激励体系是一项系统工程，需要做好以下几个方面的工作。

一是加强顶层设计，增强正向激励的系统性、规范性和完整性。全面梳理各项政策制度中关于干部正向激励的相关规定，构建干部正向激励的总体制度框架，规范各种激励手段。认真落实容错纠错机制，以正当的宽容保护干部。

二是综合运用政治激励、精神激励、物质激励和情感激励等多种方法，构建全要素、全生命周期的关爱体系，切实起到关心关爱和激励干部队伍的作用。以人为本是公立医院中层干部关爱体系建设的核心宗旨。马斯洛需求层次理论提示关怀既包括生理上的需要，如良好的睡眠、健康的饮食等；也包括职业安全的需要，如医疗秩序、职业防护等；还包括尊重和自我实现的需要，如患者的肯定、社会的认可和职业成就感等。赫茨伯格提出的双因素理论同样提示，对医务人员的关爱不仅涵盖保健因素，如工作条件、补助待遇等，且应包含激励因素，如工作本身的意义、责任感和发展等。在政策供给上，进一步精准关怀对象，如对于不同岗位、不同年龄段和不同家庭的不同需求，分类施策;进一步凝练形成政治、工作、待遇、心理、文化五位一体的多样化、分层次、全要素关爱体系;进一步发挥居于最高层次和最高意义的政治关怀作用,提升中层干部的社会地位,坚定其政治信仰和职业责任等[14]。

三是增强正向激励的时效性,真正发挥激励效果。如某医院创新构建即时奖励体系,设置"华萤奖"和"华创奖"两个奖项,突出时效性。不限定表彰名额,不限定评审时间,不限定评审专家,不限定奖励类型。员工关注什么,就奖励什么,增强员工荣誉感,重点关注激励作用的发挥。

(6)创新探索适宜公立医院高质量发展的干部工作体系:公立医院高质量发展关键在人,在于一支堪当重任的高素质干部队伍,需积极探索创新干部工作体系。

一是以大格局、大视野推动"集团式"干部管理。一院多区的运行模式、国家区域医疗中心优质医疗资源输出、全托管医院、领办型医院、城市社区联盟、网络联盟医院等构建,逐步形成了以大型综合性医院为中心的"集团"。成熟的医院集团以明确的分工协作为特征,核心功能是优化资源配置。就公立医院干部队伍建设而言,选人视野不限于行政区域,不唯院区、不唯身份、不唯资历,不拘一格用人才,认定分院区自聘干部的履职经历;加大主院区和分院区间的交流力度,把分院区岗位作为主院区职能部门和科室负责人的重要历练平台;加强"大部制、扁平化和柔性化"管理,拓展干部工作范畴,锻炼其承担全局性、复杂性和综合性任务的能力等。

二是精准完善全生命周期全链条干部管理体系。

1)医学生培养:结合医学生的岗位胜任力培养,通过课程设置、专题讲座、党团活动等综合提升医学生的领导力。

2)管理人才培养:从医务人员从业早期就加大对领导力和执行力的培养,从政治品质、理论品格、能力素质、精神状态、人生情怀这五个维度培养高素质年轻干部队伍,鼓励有志于从事管理工作的年轻医务人员选修 MBA 相关课程。

3)新提拔干部培训:聚焦履职需求提升专业能力,瞄准

"学用双促"补齐一线历练,尽可能提供科学详尽、务实管用的管理培训和多种方式结合的岗位锻炼,激励干部担当作为。

4)常态化干部培训和培养:根据《全国干部教育培训规划(2023—2027年)》,要把深入学习贯彻习近平新时代中国特色社会主义思想作为主题主线,坚持不懈用党的创新理论凝心铸魂、强基固本。要坚持把政治训练贯穿于干部成长全周期,教育引导干部树立正确的权力观、政绩观、事业观,提高干部的政治判断力、政治领悟力、政治执行力。要推动干部教育培训供给与需求精准匹配,更好满足组织需求、岗位需求、干部需求,不断优化教育培训方式方法,进一步增强教育培训的系统性、针对性、有效性。要围绕党中央重大决策部署,结合国家重大战略需求,分领域分专题学习培训,提升干部推动高质量发展本领、服务群众本领、防范化解风险本领。深入了解干部的实际需求,关爱工作,提升职业成就感;关爱环境,创造舒适硬件环境和舒心人际环境;关爱"琐事",切实解决个人和家庭实际困难;关爱心理,加强思政工作,释疑解惑,疏导情绪,强化职业认同感。

5)离岗后的作用发挥:通过设置高级医疗组长、指导教授、学科主任等岗位,充分发挥离任干部在学科建设、人才培养、医教质量把关等方面的作用。

6)文化建设:充分尊重与肯定每一个岗位的价值,关注老中青和各序列多元主体,着眼长远构建符合新时代需求的包含事业发展、能力提升、弹性福利、情商开发、职业信仰和生活关怀等内容的常态工作管理体系[14]。

7)智慧化管理:进一步提高干部成长管理的信息化水平,从管档案、管数据提升到管战略执行、管工作任务、管办事流程,全面提高干部管理的制度管控水平和全周期人才培养水平,提升全生命周期干部管理的智慧化水平。

三是多元化支持干部职业生涯发展。对干部事业发展的支持就是对干部队伍最大的激励。完善管理人员职业化发展的资格、定级、选任、培训、薪酬、评价、监督制度的研究和设计。进一步转变管理人员的观念,树立职业经理人的意识,构建符合现代人事制度改革、胜任医改需求的专业知识、专业能力、专业品质、专业素质兼备的管理队伍。加大干部交流力度,推动落实党务干部职务职称"双线"晋升办法和保障激励机制。建立健全"终身教授计划""高端人才支持计划""青年英才支持计划""专业后备人才工程""专职博士后计划""海外培育计划""青苗孵化工程"等人才项目,构建阶梯式人才培育体系;完善人才评价体系建设,建立起人才医疗、教学、科研等综合积分评价体系,构建差异化的人才评价标准[15-16]。

四是前瞻规划储备管理后备人才。持续优化管理后备人才培养机制,探索"在线+在位""固定+轮转"等多种方式相结合的管理后备人才培养模式,以体系化的培训实现管理知识储备,以兼职管理岗位结合职能部门轮转锻炼实现管理实践经验的积累,以日常表现结合考核评价实现对管理后备人才的客观全面评价,通过保障激励措施及拓宽任用出口等方式,建立一支数量充足、素质优良、结构合理、能当重任的管理后备人才队伍。充分利用好分院区、援派挂职等平台,有意识地提前谋划培养年轻干部。把握好重大应急突发任务等关键事件,近距离考察了解业务骨干表现,选好培养苗子。系统分析医教研业绩,择优遴选学术后备人才、青年教师、青年科学家等年轻骨干作为管理岗位培养对象,提前补齐管理能力等。

五是持续深化模范部门和过硬队伍建设。进一步增加组工队伍人力配置,提前储备组工干部人才,匹配新时代公立医院干部管理工作需要。对于组工队伍,不断强化思想教育,筑牢政治基因,开设组工讲坛,个人学、人人讲、集体研;定期举办部门工作推进会和反思会,发现问题,总结经验,拓宽业务能力,切实增强组工干部的综合素质和工作能力;不断强化思维能力,创新工作方式方法。比如严肃党内政治生活,既规范开展,又大力推进组织生活与形势任务、学科建设、人才培养、患者服务、团队治理能力等中心工作紧密结合,与广大党员的思想、学习和工作实际紧密结合;改进职工政治学习与思想教育的方式方法,选准职工切身利益相关的职称、进编、晋升、出国、奖酬等政策学习与分析,使科室有兴趣、支部有兴趣、党员有兴趣。不断强化纪律要求,激励团队担当作为,营造见贤思齐的氛围,使责任扛起来、立场硬起来,纪律严起来,不断提高组织工作质量,为公立医院高质量发展提供坚强组织保证。

(姜洁)

参 考 文 献

[1] 姜洁,郑尚维,邓绍林,等.暑期干部培训:打造医院干部培训精品品牌[J].中国医院,2011,15(2):38-40.

[2] 姜洁,白雪,袁永庆,等.四川大学华西医院四位一体中层干部考核体系构建实践[J].中国医院,2024,28(1):90-93.

[3] 李春新,顾仁萍.某三甲医院中层干部考核评价[J].解放军医院管理杂志,2021,28(9):824-826.

[4] 陈学荣,余青梅.公立综合医院中层干部绩效考核的改进研究[J].中国医院,2010,14(8):37-39.

[5] 袁权.胜任力素质模型构建医院行政干部考核体系研究[J].医院管理论坛,2015,32(8):30-32.

[6] 牛天明.基于关键指标法的三级公立医院行政科室中层干部绩效考核研究[J].中国医院统计,2020,27(5):446-454.

[7] 钱玉琪,朱虹,张彤.医院中层干部多维考核体系构建与应用效果分析[J].现代医院,2021,21(10):1564-1566.

[8] 吴文斐,荆丽梅.公立医院职能部门绩效考核指标体系实证研究[J].中国卫生经济,2019,38(6):73-75.

[9] 谢世堂,曹桂,沈慧,等.以管理成效为导向的医院职能部门绩效考核方法研究[J].中国医院管理,2017,37(10):13-15.

[10] 陆冰,童莹.360考核及层次分析法的医院职能部门考评体系[J].解放军医院管理杂志,2019,26(11):1001-1004.

[11] HSIAO WC,BRAUN P,DUNN DL,et al.An overview of the development and refinement of the Resource-Based Relative Value Scale.The

foundation for reform of U.S.physician payment[J].Med Care,1992,30
(Suppl 1):NS1-12.

[12] BURGE RT.Resource-based relative-value scale expansion:implications
for performance and quality of care[J].Clin Perform Qual Health Care,
1997,5(1):5-10.

[13] DRAKE LA,YALE KP,GILLIES R.The future of Medicare.Their plans,
your practice,Medicare reform,and how it will affect the practice of
dermatology[J].Arch Dermatol,1996,132(9):1094-1098.

[14] 姜洁,袁永庆,白雪,等.新冠肺炎防控中一线医务人员关爱体系建
设研究[J].医学与哲学,2020,41(15):66-71.

[15] 姜洁."支部宝"党建工作模式 引领公立医院高质量发展[J].中
国卫生人才,2023(7):32-35.

[16] 姜洁,唐绍军,曾利辉,等.新医改视野下医院管理队伍的专业化与
职业化建设[J].四川医学,2015,36(2):129-134.

附 录

附录一
公立医院干部选拔任用的有关表单

1. 个别谈话推荐情况记录表

个别谈话推荐情况记录表
（本表由考察组填写）

推荐职位：_____

序号	谈话人			推荐人选			
	姓名	现任职务	现任职级	人选1	人选2	人选3	–
				×××	×××	×××	–
1							
2							
3							
4							
5							
6							
7							
8							

考察组成员（签字）：　　　　　　　　　　年　　月　　日

2. 会议推荐表

会议推荐表

（本表由参会人员填写；可根据人员类别区别 A 或 B 票）

推荐职位：_____

推荐人选		是否同意作为此推荐职位的补充人选	
姓名	现任职务	同意	不同意

填表说明：

①请在每位推荐人选对应的"同意""不同意"栏目中选择一项画"√"，多画无效。

②另行推荐符合条件的其他人选时，请在预留的空白处填写推荐人选姓名及现任职务，并在对应的"同意"处画"√"。

③"同意"推荐人选总数不得超过 × 名，否则按废票处理。

④A 票由班子成员填写，B 票由其他人员填写。

3. 考察对象征求意见记录表

考察对象征求意见记录表
（本表由考察组填写）

考察对象：＿＿＿＿＿＿＿＿＿＿＿＿＿＿＿＿＿

序号	谈话人			是否同意该同志提拔使用	
	姓名	现任职务	现任职级	同意	不同意
1					
2					
3					
4					
5					
6					
7					
8					

考察组成员（签字）：　　　　　　　　　　　年　　月　　日

4. 民主测评表

民主测评表

测评对象：_____

测评项目		评价意见			
		优秀	称职	基本称职	不称职
总体评价					
政治表现情况 （主要包括政治忠诚、政治 定力、政治担当、政治 能力、政治自律等内容）					
综合测评	德				
	能				
	勤				
	绩				
	廉				
主要特点 与不足					

填表说明：

1. 请对每个测评项目在你认为合适的"评价意见"栏内画"√"。

2. 政治表现情况和综合测评的"德、能、勤、绩、廉"的评价意见中，"优秀、称职、基本称职、不称职"分别对应"好、较好、一般、差"。

附录二

公立医院干部教育培训的有关材料

医院干部培训需求调研问卷

1. **您的性别：**【单选】

A. 男

B. 女

2. **您的年龄：**【单选】

A. 35 岁及以下

B. 36~45 岁

C. 46~55 岁

D. 56 岁及以上

3. **您的最高学历：**【单选】

A. 博士研究生

B. 硕士研究生

C. 大学本科

D. 专科及以下

4. **您的岗位类别：**【单选】

A. 党群类

B. 机关行政类

C. 临床业务类

5. **您的岗位职务：**【单选】

A. 科室负责人

B. 病区、亚专业负责人

C. 主任助理

D. 机关处室负责人

E. 科级干部

6. **您个人对培训的需求程度:【单选】**

A. 非常需要

B. 比较需要

C. 一般

D. 不太需要

7. **您认为,影响您参加培训的主要因素有:【多选题】**

A. 工学矛盾

B. 专业培训机会太少

C. 培训内容缺乏吸引力

D. 个人在参训方面缺乏自主选择权

E. 多头重复学习,难以应对

F. 领导重视不够

G. 其他

8. **您目前的学习状态是:【单选】**

A. 经常主动学习,有计划地持续进行

B. 偶尔会主动学习,但没有计划性,不能坚持

C. 有学习的念头或打算,但没有时间

D. 有工作需要的时候才会针对需要学习

E. 很少学习

9. **您在工作中经常遇到哪些问题或困难?【多选题】**

A. 团队成员及下属的激励和培育

B. 内部工作流程的优化

C. 与他人的沟通与协作

D. 个人的心态和情绪管理

E. 发现、分析与解决问题能力

F. 其他

10. 您认为所在部门或科室目前主要有哪些方面的问题
【多选题】

A. 人员的技能

B. 专业的知识

C. 工作积极性

D. 内部管理制度

E. 内部沟通

F. 工作配合协调

G. 部门／科室的工作氛围

H. 部门／科室的人员关系

I. 其他

**11. 就您个人而言，您最希望通过培训提高的专业化能力
是【最多选 3 项】**

A. 政治能力水平

B. 政策理论水平

C. 岗位专业技能

D. 领导管理能力

E. 政策运用能力

F. 科学决策能力

G. 运营管理能力

H. 开拓创新能力

I. 选材用人能力

J. 贯彻执行能力

K. 处事应变能力

L. 沟通协调能力

M. 其他

12. 您认为,培训体系应当包含哪些内容【多选题】

A. 政治理论与政策

B. 党性修养与党务知识

C. 医疗卫生行业政策规定

D. 法律法规

E. 传统文化与医德医风

F. 领导艺术与管理知识

G. 财务知识

H. 公文写作等基本技能

I. 其他

13. 对于培训方式,您认为效果最好的是【最多选 3 项】

A. 脱产培训

B. 灵活机动的短期培训

C. 讲座、报告、座谈会

D. 专题研讨班

E. 网络直播教学

F. 到与业务相关的单位开展现场教学、参观考察

G. 到先进地区、业务开展良好的单位实训与交流学习

H. 创造干部自学条件

I. 其他

14. 您对具体培训时间的选择【单选】

A. 双休日

B. 上班时间调剂

C. 下班后

D. 其他

15. 您倾向的培训组织形式【最多选 3 项】

A. 课堂讲授

B. 案例解析

C. 专题研讨

D. 多媒体影像资料学习

E. 进修学习

F. 参观考察

G. 经验交流

H. 网络直播教学

I. 其他

16. 您倾向的讲师授课风格及特点【最多选 3 项】

A. 理论性强,具有系统性及条理性

B. 实战性强,丰富的案例辅助

C. 授课形式多样,互动参与性强

D. 语言风趣幽默,气氛活跃

E. 激情澎湃,有感染力和号召力

F. 其他

17. 您希望授课师资来源于【多选题】

A. 高校或研究机构的知名专家学者

B. 制定政策的上级主管部门领导

C. 医疗行业知名专家

D. 权威咨询机构管理专家

E. 职业化资深培训讲师

F. 本院领导和优秀业务骨干

G. 其他

18. 您对医院干部队伍专业化能力的总体评价是【单选】

A. 非常强

B. 比较强

C. 一般

D. 不太强

E. 不了解,不好评价

19. 您所从事的岗位,最需要的核心专业能力是什么?

20. **感谢您完成此次调查问卷的填写! 如果您还有一些我们在问卷中未列出的观点,请把它们写在下方**。(如:您在工作中最大的困惑是什么? 您希望通过培训帮助您解决哪些问题,或者达到怎样的效果? 您对培训工作的其他建议?)

附录三
公立医院干部考核评价的有关材料

例表：中层干部考核评分表

分类	一级指标	二级指标	得分
临床 / 医技科室中层干部	年度关键业绩指标考核	工作量	
		医疗质量	
		质量控制	
		医药费用控制	
		患者满意度	
		成本控制	
	综合考评	年度现场述职考评	
		科室成员评价	
	科研教学工作	获批科研项目	
		发表学术论文	
		带教研究生及博士后	
		国内外学术交流	
职能部门中层干部	满意度测评	满意度测评	
	综合考评	年终述职考评	
		科室成员评价	
	年度量化考核	年度任务分解完成情况	
		医院层面重大会议出席情况	
		党风廉政建设工作开展情况	
		精神文明工作成效	

续表

分类	一级指标	二级指标	得分
党支部书记	支部建设	计划总结	
		班子健全	
		参加会议	
		党员满意	
		党务公开	
	组织发展	新增申请对象	
		党员发展	
		谈心谈话	
	党员教育	组织生活	
		完成上级组织工作	
		理论学习	
	日常管理	党费收支	
		遵规守纪	
		组织关系	
		民主评议	
		党内帮扶	
	作用发挥	群众满意	
		特色活动	
		服务社会	
		发挥作用	

附录四
公立医院干部监督管理的有关文件

（一）党中央、国务院颁发文件

1.《中国共产党廉洁自律准则》（2015 年 10 月）

2.《中国共产党党内监督条例》（2016 年 10 月）

3.《关于新形势下党内政治生活的若干准则》（2016 年 10 月）

4.《中国共产党问责条例》（2019 年 9 月）

5.《事业单位领导人员管理规定》（2022 年 1 月）

6.《推进领导干部能上能下规定》（2022 年 9 月）

（二）国家部委颁发文件

1. 中组部《关于加强干部选拔任用工作监督的意见》（2014 年 1 月）

2. 中组部、国家卫生计生委《公立医院领导人员管理暂行办法》（2017 年 1 月）

3. 国家卫生计生委、国家中医药局《关于加强卫生计生系统行风建设的意见》（2017 年 2 月）

4. 国家卫生健康委《全国卫生医疗机构及其工作人员廉洁从业行动计划（2021—2024 年）》（2021 年 8 月）

5. 国家卫生健康委、国家医保局、国家中医药局《关于印发医疗机构工作人员廉洁从业九项准则的通知》（2021 年 11 月）

附录五

公立医院优秀年轻干部队伍建设的有关材料

××医院护理骨干培训考核表

姓名		现专科		政治面貌		职称		职务	
最高学历		研究生在读情况		□是　□否		现岗位级别		英语水平	

临床工作量

管理危重患者数（总数和平均数）/人	危重患者年总数：	；病房年平均危重患者数：　；完成：　　%
夜班工作量（总数和平均数）/个	年总数：	；病房年平均夜班数：　；完成：　　%
跟医查房/次		
年参加专科护士坐诊/次		
年参加危重患者抢救/例		
年参加专科护理会诊/次		

续表

培训情况

主讲专科护理情况/次	院内讲座____;院外讲座____
参加院内、外专科培训情况/次	院内专业培训____;院外专业培训____

教学情况

年专业课堂授课学时数	
年临床专业授课学时数	
年参加健康教育大课堂/次	

科研情况

年新技术新业务开展/项	项目名称：　　　　　经费来源：
年课题开展情况/项	共____;□在研项目　□当年申报项目;
年发表论文数/篇	共____;其中重要期刊____,核心期刊____,正刊____,其他____
年书写标书/项	共____;□中标项目　□未中标项目

续表

专科护理成效	
主持本专科特色护理项目名称	
该项目取得成效（以数据说明）	
查阅专科护理指南	□有　□无；指南名称_____
修订或撰写医院的专科护理指南	□有　□无；专科指南名称_____
专科护理的创新与发明	□有　□无；创新点_____

以上内容请如实填报，请护士长和总护士长负责！

护士长审核签名_____；总护士长审核签名_____；　年　月　日

后　记

　　书稿改了又改，一稿又一稿，当合上书稿的这一刻仍然觉得内心忐忑。受到资料、时间、个人阅历和能力水平的限制，文中错误及疏漏在所难免，敬请各位同仁批评指正。

　　这是继《向标杆医院学文化》之后，"国内最好医院的顶尖笔杆子"二度联手合作。一群志同道合的同事和朋友，大家相识、相知、相伴于公立医院党建工作，彼此鼓励，相互温暖，共同成长。何其有幸在一生中最美好的年华与他们相遇，他们是：复旦大学附属中山医院党委副书记李耘、华中科技大学同济医学院附属同济医院党委办公室主任闫明、西安交通大学第一附属医院党委组织统战部部长高琰、山东大学齐鲁医院党委组织部部长张欣平及团队。尽管工作在祖国的大江南北，但我们共同聚焦国家关心、社会关注、行业困惑的一些问题，有魄力、更有勇气成为改革的探索者和先行者。我们竞争又协作，精彩的时候彼此欣赏和祝福，灰暗的时候相互扶持和温暖，过错的时候做到厚道与宽容。工作中的点滴收获我们愿与同行交流分享，挫折困难面前我们愿携手同行，探索创新我们甘为人梯，深深感激大家的坚持坚守、理解包容和守望相助。

　　按照工作安排，我先后全程参与了四川大学华西医院2013年、2018年和2022年3次中层干部换届调整工作。当我从党委办公室岗位转到党委组织部岗位，第二天就接手换届调整工作，面临人员不足、经验欠缺的现实，焦虑、纠结、艰辛等各种情绪纷沓而至，庆幸的是千锤百炼后的自己愈加淡定与平和，对新时代公立医院中层干部管理亦有了更深的体会。四年的时间里，我和我的团队在院党委的指导下，系统推进干部工作五大体系建设，建强高素质干部队伍。清晰记得干部选任工作中的严谨细致，为了制定1个院内文件，我们研究了23个相关文件、600多个相关条目；前瞻完成《干部队伍建设及中层领导班子运行分析报告》，精准画像，为院内中层干部换届打下坚实基础。清晰记得干部考核中的循证决策、分类施策和实绩量化，每年300多名中层干部、2万多条数据的精准核算，在新冠疫情防控中率先以问题为导向，探索研究课题《干部急难险重专项考核机制研究》。清晰记得我们一起远赴新疆克拉玛依市，深入四川省石渠县长沙干玛乡、马边县荣丁镇新桥村和昭觉县跳坝村，看望慰问每一位援派挂职干部人才。深深感谢我的团队，他们是：白雪、郭佳、李锴科、吴依西、袁永庆、王雪颖、廖冬琼、张星霞、杜馥宇、刘富鹏。相信不论大家今后在任何岗位，我们一定记得共同的青春岁月，特别是华西水塔楼二楼党委组织部的灯光！

最后，我要特别深深感恩我的家人，无论何时、无论风雨，家庭的温暖永远是我积极上进的底气和不竭的动力源泉，你们永远是我一生中最坚强的后盾。

不忘初心，方得始终。党建工作永无止境，携手同行，笑对未来！

姜洁

2023 年 12 月 31 日